知っていますか？ 薬物依存症 一問一答

西川京子
Nishikawa Kyoko

解放出版社

まえがき

子どもや配偶者が薬物を使用しているのではないかと疑い始めてから、家族は日夜悩んでいます。一日も早くやめさせないと大変なことになると思いながら、誰にも相談できないままに苦しい月日が経ちます。

人間の認知や感情、行動に障害を与える依存性の薬物を使い続けるのは、薬物依存症という病気です。薬物依存症になっている本人は、薬物をやめたいと願いながらも、薬物の使用をやめられずにいます。家族や支援者が薬物依存症とその本人への理解を深め、適切に対処することで、薬物依存症からの回復の可能性が生まれ、問題解決への道がひらかれます。

本書は、薬物依存症とその回復、本人と家族に関する知識と情報を提供し、適切な対処法を伝えます。薬物依存症のご本人やご家族や支援者が、希望と勇気をもって薬物依存症の回復と問題解決に取り組む一助になることを願っています。

二〇一四年一月　西川京子

知っていますか？　薬物依存症一問一答◉もくじ

問 1

薬物依存症とはどのような病気ですか？

薬物依存症とは、覚醒剤や有機溶剤（シンナー）、大麻（マリファナ）などの依存性薬物の使用によって心身に影響を受けてなる病気です。どのような症状があれば薬物依存症と診断されるのかを見てみましょう。

薬物依存症の診断基準

薬物依存症は、それを用いることで人間の認知・感情・行動に障害がでる精神作用物質を使用することにより発病します。精神作用物質には、覚醒剤、大麻（マリファナ）、有機溶剤（シンナーなど）、睡眠薬、抗不安薬、アルコールなどがあります。ＷＨＯ（世界保健機関）が病気の分類と定義をまとめたＩＣＤによると、薬物依存症の診断の根拠には次の六つの症状があげられます。そのうち三項目が、過去一年間に一カ月以上継続したことで診断されます。

1　薬物使用への渇望

渇望とは、喉が渇いてからからになったときに一滴の水を強く求めるような強迫的欲求です。薬物依存症になると渇望が生じます。薬物を使用するためには何でもするという激しい欲求です。薬物使用に心がとらわれ、思考は止まり、体は震え、なにも手に着かない状態になります。とくに薬物使用をやめようとすれば、渇望はさらに強烈になります。

2　コントロールの喪失

薬物使用で脳のある部位に故障が起きて、薬物使用に関してコントロールを失います。使えば使うほど、なお使いたくなり、使用量や使用時間をコントロールできなくなります。「明日の仕事に支障が出ないように、早く帰ろう」と考えながら使い始めるのですが、薬物が体に入ると気持ちが変わり、いつものようにとことん使ってしまうのです。使い始めると途中で切り上げられないのがコントロールの喪失です。また、使う時間に関しても、深夜まで使用して翌日遅刻したり欠勤をするのです。この薬物使用のコントロールの喪失はブレーキの壊れた車にたとえられます。このブレーキの故障は修理不能です。薬物を何年やめていても再び使用すると、相変わらずコントロールのきかない状態になるのです。これが薬物依存症には治癒や完治はないとされているところです。しかし、薬物使用を完全に断つことができれば健康な社会生活はできます。

3　離脱症状

モルヒネ、ヘロインなどの薬物は、酔いがさめてくると離脱症状（禁断症状）がでます。生汗が出る、体が震える、身の置き所のないけだるさ、幻覚・妄想など、不快で苦痛な状態になります。そこで薬物を使用すると、即座に離脱症状は消失しますので、離脱症状から逃れるために再使用することになります。

4　耐性の増大

耐性とは、薬物を使い始めたころの量や薬物では十分な快感が得られなくなることです。快感を求めて薬物の使用量が増えたり、より強烈な快感を得られる薬物に替えることを意味します。耐性が上がるとは、月に一回だけ覚醒剤を使用していたのが、毎週末使用するようになり、さらに毎日の使用になり、一日に数回の使用へと使用頻度や使用量が増加することです。

5　薬物中心の生活

友達や趣味の多かった人が、しだいに、友達付き合いや趣味に興味がなくなり、関心は薬物使用だけになります。子どもとの遊び、家族とのだんらんを楽しんでいた人が、家族に無関心になり、薬物の使用が最優先になります。

6　不利益を承知で薬物を使用する

薬物使用でいろいろと問題が生じ、これ以上薬物を使用すると取り返しがつかないことになると理解していながら、薬物を使用しては大切なものを失います。たとえば「次に逮捕されると実刑」「次に無断欠勤すると解雇」「次に薬物を使うと離婚」と宣告されているのに、薬物を再使用して実刑になり、解雇され、離婚になるのです。

家族のための薬物依存症のチェックリスト

精神科医の西村直之先生が作成されたチェックリストを紹介します。家族向けのテキストで使用されているものです。本人の薬物依存症を心配している家族の方はチェックをしてみてください。

□　家の中で薬物を使うことがあった。
□　家の中から薬物や薬物の容器や薬物を使うための道具が出てきた。
□　薬物を買うために嘘をついたことがあった。
□　感情の起伏が激しく、人が変わってしまったように感じることがあった。
□　薬物のことについて質問すると、不機嫌になることがあった。
□　薬物の問題で仕事を首になったり、職場を変えたりしたことがあった。
□　薬物を使った状態で、車やバイクの事故を起こしたことがあった。
□　薬物の問題で休学、退学したことがあった。
□　薬物を使った状態でケガをしたことがあった。
□　薬物を使って家の中または外で、暴力を振るったことがあった。
□　薬物を使っているのが見つかっても開き直ることがあった。
□　薬物を買うために、他人を脅したり傷つけたことがあった。

□ 薬物の使用で二回以上警察に補導または逮捕されたことがあった。
□ 本人が作った借金の督促が来たことがあった。
□ 薬物をやめることを条件に、金や援助を求めたことがあった。
□ 薬物使用で身体的な問題が起き、医療機関を受診した。
□ ときどき意味不明のことを言い、行動がまとまらないことがあった。
□ 薬物依存症、薬物中毒、中毒性精神病と診断されたことがあった。
□ 薬物を使うのをやめさせるために入院させたことがあった。
□ 薬物をやめさせるために本人に対して暴力を振るったことがあった。

〇個……機会があれば使用する段階から習慣的に使用する初期の段階
一～四個……習慣的に使用する段階から依存症の初期の段階
五個以上……乱用、依存症の段階

問 2

なぜ薬物依存症になるのでしょうか？

薬物依存症の発病には、薬物の薬理作用、依存症になる本人自身がもつ条件、本人の家庭環境、本人を取り巻く社会環境などが関連すると考えられます。

1 依存性薬物のもつ働き

覚醒剤、大麻（マリファナ）、有機溶剤（シンナーなど）、睡眠薬、抗不安薬、アルコールなどの精神作用物質は依存性と呼ぶ働きをもっています。それらの薬物によって人間は強烈な快感を味わいます。その快感を求めて使用し続けることで精神依存、耐性、身体依存が生じ、薬物依存症となります。

まず、薬物を使用している状態が薬物を使用していない状態よりも良い状態と感じる精神依存があらわれます。次に十分に満足できる快感を求めて薬物の使用量が増加し、即効性の高い、より強烈な薬物を求める耐性が生じます。そして、薬物が切れてくると体が震え、生汗が出てけだるさが生じ、幻覚、妄想などの離脱症状がでる身体依存になります。

精神依存、耐性、身体依存になると薬物への渇望が強くなり、薬物が切れてくると離脱症状が出現します。離脱症状の不快感から逃れるためにさらに薬物使用への欲求が激しくなります。この状態が薬物依存症です。

薬物による快感に関する動物実験を紹介します。ネズミは何百万年も昔から暗闇にまぎれて移動し、餌を確保する夜行性の動物です。ネズミを明るい箱に入れて、何回か覚醒剤やコカインなどを食べさせます。その後、明るい箱と暗い箱の前でそのネズミを放すと明るい箱に駆け込むのです。薬物がネズミに与えた快感は夜行性という本能さえも変えるのです。

2　本人の要因

薬物依存症は、特定の性格や人格が原因でなるものではなく、誰もがなりうる病気であるといわれています。

しかし、医療現場で出会う薬物依存症の人たちは、感受性が強く、几帳面で、まじめで、優しい性格の方が多い印象があります。一方で、その人たちは対人関係が苦手で、自己主張が下手で、自尊感情が低く、孤独な人たちでもあると感じます。また、うつ病、発達障害、境界性パーソナリティー障害、強迫性障害などの精神障害により社会生活に困難を抱えている人もいます。

つまり、いろいろな理由で生きづらさを感じている人のなかには、薬物の快感を知り、それに癒《いや》され、解放感や陶酔感を味わい、はまっていき、薬物依存症になる人がいるのです。

3 家庭の要因

家族が原因で薬物依存症になるのではありません。しかし、家族関係がまったく関係ないとも断言できません。親の病弱、親の依存症、両親の不仲、貧困などの理由で家庭としての働きを失っている機能不全の家庭で育つとき、子どもは孤独や欲求不満を抱え、傷ついて育ちます。その人たちが大人になって薬物に出合い、その快感を知り、囚《とら》われていく可能性は大きいのです。機能不全の家庭で育った人は、アルコール・薬物・ギャンブル依存症などになりやすいといわれています。

4　社会の要因

社会環境も薬物依存症の発病に関連します。たとえば、薬物の価格、入手のしやすさ、薬物使用をめぐる文化、薬物対策などが考えられます。

日本は薬物問題を司法で処遇するのが中心です。そのため薬物問題は一般市民には身近な問題ではありません。思いがけず薬物使用が発覚しても対応がわからず、叱《しか》ったり、責めたりの対応で経過し、相談による早期対応ができていません。

中学校、高等学校で薬物乱用防止教育が実施され、薬物使用の怖さや薬物使用の禁止が強調されています。しかし、生徒が目標をもって充実した学校生活を送っているのか、自尊心は保たれているのか、大人や社会を信頼できているのか、他者とのつながりは実感できているのかという心理的・社会的背景に関心を向け、そこに関わる対応が学校教育のなかで欠けています。

二、三〇年前に比べて依存性薬物の価格は暴落しています。質を問わなければ覚醒剤は一〇〇〇円で手に入ります。以前は限られたルートによる入手しかできませんでしたが、今では、薬物依存症の人たちによく知られている街角に立つと売人が声をかけてきます。

また、最近問題となっている脱法ドラッグは、法規制の対象である麻薬や向精神薬に指定されていませんが、それらと類似の有害性が疑われる物質で、人に乱用させることを目的として販売されるものです。五〇〇円から八〇〇〇円で自動販売機で購入できます。脱法ドラックや処方薬はインターネットでも注文でき、宅配までしてもらえます。

マスコミを通じて、若者に人気のある俳優、ミュージシャン、スポーツ選手などの薬物使用が報道されます。あこがれやファッションとして薬物の使用をとらえる若者もいるのです。

問　3

薬物依存症になると、どのような問題が起きるのでしょうか？

薬物依存症の進行にともない、薬物に関連するさまざまな問題が発生します。

1　健康問題

まず、薬物使用時の注射針によるC型肝炎やＨＩＶの感染などの恐れがあります。薬物は脳を直撃し、脳の委縮をすすめ、記憶力の障害や知能の低下をもたらします。また、覚醒剤精神病、コカイン精神病、うつ病、アルコール依存症、ギャンブル依存症、摂食障害などを発症する恐れもあります。また、薬物問題に巻き込まれた家族の二〇％が、強いストレスによってうつ病やパニック障害や自律神経失調症などで精神科の治療を受けています。

2 経済・労働問題

薬物の購入に金を浪費します。そのうえ、薬物使用による遅刻や欠勤で収入が減少します。多額の借金の返済にいき詰まり、債務整理が必要になります。解雇や失業で無職となり、家族に扶養される生活となったり、生活保護を受けることになります。

3 非行、犯罪

現在、刑務所には七万余人が入所しています。男性の受刑者で最も多いのは窃盗で次が薬物事犯です。女性の受刑者で最も多いのが薬物事犯です。暴行、傷害、窃盗などの罪名の受刑者のなかには薬物使用中に事件を起こした人もいます。また、薬物使用や離脱症状による幻覚・妄想で犯行に及んだ場合もあります。また、薬物依存症の本人による暴言や暴力、金の無心に疲れ果て将来を悲観した親による殺傷事件が起こっています。

4 事故、自殺

近年、脱法ドラッグの使用による悲惨な交通事故が数多く報道されています。また、薬物使用中の幻覚・妄想状態での飛び降り、屋根からの転落、失火による火事などの事故があります。

ＷＨＯは、自殺した人の一七％はアルコール・薬物依存症患者が占めていると報告しています。日本にあてはめると、年間の自殺者約三万人の一七％は約五〇〇〇人になります。薬物関連の自殺ではとくに若年者の自殺率が高いと感じます。

5　家族問題と子どもの問題

薬物依存症は家族を巻き込む病気です。薬物問題を抱えた家庭は怒りの渦のなかにあります。その結果不仲になり、愛情が愛情として伝わらない関係に陥っています。

両親は、強い自責感を持ちながら悩み、苦しんでいます。幼い子どもを連れて苦しんでいる配偶者もいますし、離婚により婚姻関係を解消する人も多くみうけられます。両親の苦しみを間近で体験して薬物問題に関わる兄弟姉妹もいます。

親が薬物依存症である場合、家庭生活は安心・安全に欠けた生活になり、子どもたちは育児を放棄された状態や虐待を体験します。また、刑務所入所による親の長期不在で、施設で生活せざるをえない場合もあります。日本では薬物依存症の親の子育てを支援する取り組みが遅れています。

問4 薬物依存症になった人たちの実態はどのようなものですか?

薬物依存症の人や家族の実態に関する調査は数少ないのが現状です。薬物依存症の入院患者を対象にした調査、薬物依存症の回復施設であるダルクの利用者を対象にした調査、全国の薬物依存症の問題をもつ家族を対象にした調査を紹介し、そこから実態を推察してみます。

1　医療機関の調査から

ある病院の薬物依存症の入院患者六〇名の調査結果(二〇〇一年)によると、対象者は男性七五%、女性二五%で、平均年齢は男性二七歳、女性二四歳でした。九〇%が家族と同居していました。中学校卒業・高等学校中退六六%、高等学校卒業一七％、大学・専門学校卒業一七％でした。無職の人は五九％で、就労していた人は三〇％でした。

調査時点での使用薬物は、シンナー四四％、覚醒剤三五％、処方薬・市販薬一三％でした。その薬物を習慣的に使用する状態になった最多の年齢は一四〜一五歳で、すでに薬物使用に関連する司法処遇を五三％が経験していました。

2　民間の薬物依存回復施設ダルクの調査から

ダルクの利用者を対象にした調査結果（二〇〇四年）によると、平均年齢は三二歳、薬物使用開始平均年齢は一六歳、薬物使用から平均一二年経過し、薬物を断ってから平均二年でダルクに出合い、ダルクの利用期間は平均二年半でした。

3　全国調査の結果から

厚生労働省の関連事業で成瀬《なるせ》暢也《のぶや》先生らはアルコール依存症と薬物依存症の家族を対象とする全国調査（二〇〇八年）を実施し、報告しています。

薬物依存症の本人は、男性八二％、女性一八％で、平均年齢三二歳でした。生計は、家族からの援助が四二％、本人の稼働収入三七％、生活保護一三％でした。家族は月に平均一三万一〇八二円を援助していましたが、これは回答者の七四％がダルク家族会の家族でしたので、入所費を負担していることが関係しています。本人の六五％が逮捕や刑務所の経験を有していました。

薬物依存症の家族は、女性七三％、男性二七％、平均年齢五八歳で、続き柄は両親が九二％でした。本人の四八％がすでに断薬しており、本人と家族の関係は比較的良好でした。

GHQ―12というストレス測定尺度を用いた測定では、普通は二～三点ですが、家族の得点は平均四・五点でした。精神科治療が必要とされる一〇点以上は二〇％でした。薬物依存症の家族には高いストレスのあることが示されました。

本人が断薬していても、家族は、本人の就労や心身の病気、暴力、ギャンブルなどに悩んでおり、その四〇％が本人におびえ、二五％は本人を責めずにおれず、六〇％が巻き込まれ、その対応に困難を感じていることを示していました。

家族が薬物問題に気づいてから外部に援助を求めるまでに数年が経過していました。その相談を阻んだ理由は、「相談先がわからない」「相談先が少ない」「通報されることへの心配」「世間体が悪い」や家族自身の偏見などでした。

家族が長期に継続して援助を受けているのはダルクや家族会で、医療機関、保健機関（精神保健福祉センター・保健所）の利用は一過性の通過型でした。

家族の相談先として、満足度が高いのはダルクや自助グループであり、保健機関は五五％、医療機関は三七％、警察は三〇％と低い値でした。相談先への家族の不満点は、医療機関に対しては「治療をしてくれる病院を見つけるのに苦労した」「診断・治療の説明がなかった」「安易に投薬されて薬物依存になった」でした。保健機関と警察については「解決の方法を教えてくれなかった」でした。警察は「暴力など深刻な状況でも対応してくれなかった」と一五％が回答していました。

援助や自助グループを利用する期間が長い家族は、本人への対応が適切になり、ストレス得点は大きく改善しました。

家族が求める今後の社会的支援は、①薬物依存症への偏見を減らすための社会的アピール、②相談・治療機関に関する情報の周知、③本人に対する就労支援サービス、④医療機関の治療プログラムの開発・充実、⑤ダルク運営への公的な経済支援、⑥回復を支援する通所・入所施設である治療共同体の設立支援、⑦刑務所出所後の社会復帰支援体制などでした。

問5 自己治療仮説とは何ですか?

好奇心や遊び、仲間に入るためなどの動機で薬物に近づき、使用した人のほとんどは薬物依存症になる前に薬物をやめてしまいます。しかし、薬物を使用してその快感を知った人たちのなかの少数の人が薬物依存症になります。なぜでしょうか。この疑問に自己治療仮説が大きな示唆を与えています。

以前、次のような体験談を聞いたことがあります。「高校二年生でシンナーに出合った。初めて心が安らぎ、居場所を得た。そして、シンナーの虜《とりこ》になり、その後の一五年間薬物依存症でのたうちまわった。そして今、回復を進めている。薬物依存症での一五年間はつらかったが、一七歳でシンナーに出合えなかったら、親殺しをしたか、自殺をしていたと思う」と。この体験談は、本人にとって生きるために依存性薬物が必要であったことを教えてくれました。

一九八五年、米国の精神科医、カンツィアンが「自己治療仮説」を提唱しました。「薬物依存症患者は快楽主義者で、快楽を求めて薬物を使うと考えられていたが、うつ状態、苦しみ、不安などのつらさを和らげ、欠けているものを補い、苦しみを埋め合わせるために薬物を使っている」という仮説です。二〇〇八年、カンツィアンは『人はなぜ依存症になるのか』を出版しました。この仮説は、今後の薬物依存症の臨床を変えるものとしてあらためて注目を集めています。

生きづらさを抱えた人たちが自らを癒すために薬物を使用することを自己治療（self medication）と呼びます。自己治療仮説で重要なのは、感情のバランスがとれない、自己評価を一定に保てない自己調整機能障害です。自己調整機能障害は、自己評価が低く、小さな失敗や批判にも落ち込み、そこから回復して自己評価を維持することが困難な状態です。失敗や傷つく体験を自ら慰め励ますというセルフケアによって感情のバランスを取り戻すことが困難なのです。

この自己調整機能は、一般には人間関係の体験で育つものと考えられます。環境や遺伝的な要因で自己調整機能に障害が生じた場合、自分で調節すべき自己評価や感情を調節できず、「生きづらさ」を抱えることになります。この「生きづらさ」をアルコールや薬物という物質やギャンブルや買い物といった行動によってバランスをとろうとして陥った状況が依存症であると提唱しているのです。

二〇一一年に、小林桜児《おうじ》先生が「自己治療仮説」を紹介し、日本の実践者にこの仮説が身近なものになりました。

また小林先生は、自己治療仮説に関連して薬物使用についての中学生の意識調査を実施し、その結果を報告しています。「他人に迷惑をかけないなら、薬物を使ってもかまわない」と一二名（五％）が答えており、その生徒たちに共通した回答を紹介しています。

それは、薬物使用に対する抵抗感の薄さに加え、家族や学校の教師、クラスメート、社会の大人からの精神的孤立です。さらに自己評価が低く、無力感を抱えていることです。この結果に対して、小林先生はこれらの中学生が周りの大人への信頼を確立し、自己評価を高めるような体験を重ねていく機会を用意することが、依存症になることや薬物使用の回避につながると提案しています。

問6

薬物依存症の人に共通する心理状態があるのでしょうか？

薬物依存症は、発病に関連する特定の性格や人間性があるわけではなく、誰もがなりうる病気と考えられています。しかし、依存症に発展するまで強迫的にとらわれるのには共通する心理状態があるとも考えられます。

依存症の背景にある心理状態

ギャンブル依存症の心理的背景として田辺等先生は、フラストレーション（欲求不満）の問題、セルフエスティーム（自尊感情）の問題、アイデンティティー（自己同一性、とくに職業的アイデンティティー）の問題、空虚や軽い抑うつ感などの気分の問題として次の五つをあげています。

1　日常生活での充足感、充実感に欠けている
2　自分への肯定感がもてない、他者と比較してダメな感覚がある
3　仕事（学業）に取り組んでいる自分がほんとうの自分ではない気がする
4　何を目標として生きるべきかを見失っている
5　空虚、空白、憂うつな気分が続く

以上の五項目はギャンブル依存症の心理的背景であるだけではなく、依存症に陥る人に共通して認められる心理状態とも考えられます。

問5で自己治療仮説について記し、自己調整機能障害という概念を説明しました。感情をコントロールしてバランスをとる力や自尊感情を一定に維持する力の不足が心のアンバランスとして「生きづらさ」になっているとすれば、それも共通する心理状態と考えられます。

田辺先生の意見や自己治療仮説からは、依存症の背景に、低い自己評価や孤独、目的の喪失、むなしさ、憂うつ感などがあることが考えられます。

薬物依存症になった結果の心理状態

先に記した、薬物依存症の背景にみられる心理状態とも関連しますが、薬物依存症になったために生じた心理状態があります。

それは、「自分にとって不利益だとわかっているのに、強迫的（病的）にとらわれて、その行動をコントロールできない、認識と行動がばらばらの状態になる」「害があるのにやめられない」「不健康な習慣へのめり込む」といった状態です。これをアディクション（嗜癖《しへき》）といいます。

対象が物質である物質アディクション、対象が行動やその行動の過程である行動・過程アディクション、対象が人間関係である関係アディクションの三つに分けられます。前の二つを医学用語で依存症と呼びます。

物質アディクションとは、アルコール、薬物（覚醒剤、シンナー、マリファナ、睡眠薬など）、ニコチン、カフェインなどへの不健康なのめり込みです。

行動・過程アディクションは、ギャンブル、買い物、セックス、仕事、窃盗、放火、窃視などの行動や過程へのとらわれです。

薬物依存症の人も「薬物に溺れてはいけない」「薬物使用で身を滅ぼしてしまう」「薬物使用をやめて立ち直らなければ」と、薬物使用が自分自身に不利益になるとわかっています。しかし、薬物使用への衝動が生じると強迫的にとらわれて、自分の行動をコントロールできず、薬物を使用してしまうのです。

薬物による強い快感を繰り返し求め、その高揚感、陶酔感、解放感を味わう一方で、犯罪への恐れ、経済的逼迫《ひっぱく》、職業上の失敗、家族関係の葛藤などが深刻化し、その葛藤のなかで次のような心理状態に陥ると考えます。

1　否認

否認とは「事実を事実として認めない」ことで、薬物にとらわれていることや薬物使用にともない問題が生じている事実を認めないのです。また、「薬物使用をやめさえすれば他に問題はない」と薬物使用により精神的、社会的に不健康になっている事実を認めないのです。自己を正当化し、薬物問題に向き合うのを回避します。この否認は防衛機制の一つで、薬物依存症が性格や人格の問題と誤解され、道徳心の欠如であると偏見をもたれていることに関係します。

2　自責感、自己嫌悪

依存症になっている人は薬物に溺れている自分を責めながらも同じことを繰り返し、そういう自分を嫌悪しています。「生きるに値しない」と考え、自分を責め嫌悪することで、薬物への欲求がさらに強くなります。

3　劣等感、低い自己評価

自分を責めながらも薬物使用をやめられないことに劣等感を抱き、自己評価を低めます。「他人に比べて劣っている」と落ち込み、「人生の敗北者、落後者である」との低い自己評価のなかで、なお薬物を使用せずにおれなくなるのです。

4　孤立と孤独

犯罪であると認識し恐れているにもかかわらず、薬物を使用して借金を重ね、大切な人間関係を失います。家族や友人・知人から孤立し、誰からも相手にされなくなり取り残されている状態で、さらに薬物への欲求は高まります。

5　被害者意識

薬物依存症の人は自分の状況について上司、親、配偶者に被害感をもち、自己を正当化し、自己憐憫《れんびん》に陥り、そして、周囲の人たちへの攻撃性を強めます。

問 7

薬物依存症から回復するには、何が必要でしょうか？

薬物依存症の回復とは

薬物依存症は、身体的・精神的・社会的な病気です。その回復もまた、身体的・精神的・社会的な側面で必要とされます。

薬物依存症の回復は薬物を完全に断つことからスタートします。最初の一年は薬物使用を断ち続けることが最大の目標となります。次に薬物使用を断つことを軸として、身体的・精神的・社会的にバランスのとれた新しい生き方ができるようになることがゴールとしてめざされます。

バランスのとれた生き方とは、身体的には栄養や運動に配慮したバランスです。精神的には、物事を正確に判断し、感情や行動をコントロールしたバランスです。社会的には、物事を合理的に解決し、家族や同僚、友人と適切な人間関係を結び、配偶者や親、また社会人として責任のある生活をすることです。このバランスのある新しい生き方をするには三年から一五年が必要といわれています。

回復に必要な条件

回復には、医学的治療、自助グループへの参加、本人の病気への取り組み、家族と社会の理解と支援、心理的・社会的援助、数年の時間などが必要です。

1　医学的治療

日本では薬物依存症に対する治療プログラムをもった医療機関が極端に少ないのが現状です。医師による診断と治療に加えて、臨床心理士や精神保健福祉士によるグループを用いた教育や認知行動療法*注などの心理療法が治療プログラムとして提供される必要があります。

2　自助グループへの参加

認知行動療法…ものの受け取り方や考え方である認知に働きかけて、現実的で柔軟な考え方をして、現在の問題に対処できるように支援する精神療法。

無名の薬物依存症者の会（ナルコティクス アノニマス Narcotics Anonymous 以後NA《エヌエイ》とする）は、薬物依存症の人が問題の解決を願って集まり、回復に取り組む自助グループです。ＮＡの活動は、一九四七年にニューヨークで始まったといわれています。日本での活動は一九八〇年に開始され、現在都市部を中心にメンバーが増えています。ＮＡでは、決まった曜日・時間に、決まった場所に集まり、自分と薬物使用の関係について話し、仲間の話を聞きます。ＮＡへの参加は薬物使用を完全に断つことに役立つばかりではなく、仲間の姿が鏡となって薬物使用をやめた後のバランスのとれた新しい生き方を学ぶ場となります。

3　本人の病気への取り組み

本人は「薬物をやめるぐらいなら、死んだほうがましだ」などと発言することも珍しくありません。薬物依存症の人は「死ぬほど続けたくて、死ぬほどやめたい」という両極端な気持ちのなかで揺れ動いています。この「死ぬほどやめたい」「やめて立ち直りたい」という回復への動機を高めることが大切な支援です。この支援で本人は否認をのりこえ、病気と直面して、回復に取り組むことが可能になります。医療によって、性格や人間性の問題ではなく回復可能な病気として診断され、回復への方法が示されます。ＮＡで仲間の回復した姿に接し、家族や社会の理解と支援を得て、薬物に関連する問題を解決する心理的・社会的援助を受けることで、本人は否認を必要としなくなります。関係者は、否認を打破するのに取り組むのではなく、否認を必要としない状況を作ることが大切です。

4　家族の理解と支援

何年にもわたる薬物問題を抱えた生活のなかで本人と家族の関係は悪化し、不安・不信・怒り・恨みなどの悪感情が双方を支配します。家族が病気や病人に関する正しい知識を得て、従来の対応の過ちに気づくこと、そして温かい家族関係のなかで回復を支援することが、本人の回復に大きな影響を与えます。

家族は、薬物依存症の回復を支援するために、また薬物問題から家族自身が受けた影響から立ち直り自己を取り戻して成長するために、家族の自助グループであるナラノン（ＮＡメンバーの家族や友人の会 Nar-Anon）に参加することが必要です。ナラノンは、一九七一年、アルコール依存症者の家族や友人の自助グループであるアラノン（Al-Anon）の活動から分かれて活動を始めました。日本では一九八九年に、ナラノンの活動が始まりました。

5　社会の理解と支援

薬物依存症による仕事上の支障、借金問題、違法薬物の使用などが生じると、社会は本人を簡単に切り捨て排除します。社会が病気と病人への理解を深め、回復可能な病気として回復を支援するならば、薬物依存症の人たちの回復もその延長線上の社会復帰も可能性が大きくなります。

6　心理的・社会的援助

薬物依存症によりさまざまな生活問題が発生します。薬物依存症の回復支援と同時に、借金などの経済問題、職業問題、犯罪、自殺、家族問題などへの臨床心理士や精神保健福祉士による援助が必要とされます。また、ダルクやマックなどの依存症回復支援施設は、回復者カウンセラーによる心理的・社会的援助を回復と社会復帰に向けて提供しています。

7　時間

薬物依存症は慢性疾患です。薬物使用を断てば回復なのではなく、薬物に依存しない状態で、新しいバランスのとれた生き方ができるようになることが必要です。それには順調でも数年の時間が必要とされます。

問 8

薬物依存症の進行や回復は、どのようなプロセスをたどりますか？

薬物依存症の進行過程

薬物依存症は進行性の慢性疾患です。次のような進行と回復のプロセスをたどります。

1　初回使用

多くの人は、「薬物に手を出したらおしまいだ」と考えています。しかし、友達や同僚から薬物使用を誘われると、「断ると仲間に入れない」「一回ぐらいなら」という思いや好奇心から初めて薬物を使用します。一度薬物を体験すると薬物使用への罪意識や恐怖心が薄らぎ、再使用への敷居が低くなります。

2　機会的使用

この段階は、自分から積極的に薬物を使用しないが、友人や同僚に誘われる機会があれば使用する段階です。

この時期は、仲間から勧められた薬物を使用しますので、使用する薬物は特定せず多様です。

3　習慣的使用

週のうち四、五日は薬物を使用する段階です。月曜日から木曜日までは薬物を断って働き、金曜日の夕方から薬物を使用し、月曜日から薬物を断って働きに行くというパターンも習慣的使用といえます。この段階になると、一人で薬物を使用することが多くなります。

4　薬物乱用

薬物使用で学業や仕事に支障が生じる、暴れて事件を起こすなどの社会的問題が発生する段階です。気分を変えるために薬物を使用する精神依存は強化されていますが、まだ、身体依存はみられない段階です。

この段階で薬物から縁を切り、健康な社会生活に戻る人がかなりいます。二〇歳を過ぎ、就職や交友関係の変化から薬物使用をやめる人たちです。

5　薬物依存症（強迫的使用）

強迫的な薬物使用への欲求が生じ、薬物使用がコントロールできなくなり、モルヒネ、アヘン、ヘロインなどでは、薬物がきれてくると、発汗、不眠、イライラ、無気力などの離脱症状が出現します。薬物以外のことに興味や関心を失い、薬物使用中心の生活になります。また、これ以上薬物を使用すると大きな損失を招くと理解していながら薬物を使用します。

薬物依存症の社会的回復過程

前問で記したように、薬物依存症は身体的・精神的・社会的病気です。その回復も身体的・精神的・社会的側面において必要と考えられます。

薬物を断った後も、発汗、不眠、食欲不振、けだるさ、無気力などの症状は続きます。心身のバランスがとれるのは順調でも一、二年の時間が必要と考えられます。さらに、米国の心理専門職のゴースキーは、社会的回復には三〜一五年が必要であると次のように記しています。

1　移行期

薬物を断つ必要性に気づき、治療や自助グループにつながり、薬物を断つ努力を始める時期です。薬物依存症の基礎知識を得て、自分自身と薬物使用の関連に気づく段階です。

2　安静期（**断薬後六カ月〜一年半の時期**）

薬物による身体的・精神的ダメージから立ち直り、薬物を使用しないで問題を解決し、薬物依存症の回復への動機を高め、希望をもって取り組む時期です。

3　初期回復期（**断薬後一〜二年の時期**）

自己の内面に目をむけ、生い立ちなどを問い直し、「薬物を使用することで得ようとした強さ」「薬物を使用することで隠そうとした弱さ」「薬物を使うことで逃げようとした問題」などを自省し、それをNAのなかで語り、薬物を断った人生に対処する方法を学ぶ時期です。

4　中期回復期（**断薬後一〜三年の時期**）

これまでの人間関係（家族関係を含む）や生き方、価値観を問い直し、それらを修復し、自己変革により、バランスのとれた生活をめざす時期です。薬物を断って回復しているモデルを自助グループのなかで見つける必要があります。

この中期回復期に「『薬物は断っている。自助グループにも行っている。十分ではないか』と言って、自己変革を放棄する人が多くいる」とゴースキーは書いています。

5 後期回復期（断薬後二〜三年の時期）

この時期になっても、うつ、不安、絶望、自己破壊的衝動にとらわれる場合は、子ども時代の機能不全家庭の影響が考えられます。断薬後の生活の充実や再発防止のために機能不全家庭の影響を問い直し、過去を越えてさらに成長を進める時期です。

6 維持期（断薬三年以上の時期）

薬物を断った生活を楽しみ、生きがいをもって成長に努め、他人との人間関係を向上させるとともに、自助グループのなかで、「たとえ明日薬物を使ったとしても、今日一日だけは薬物を使わない」という「今日一日」の実践が必要です。

問 9

薬物依存症に対してどのような治療が行われますか？

薬物依存症の治療には入院治療と外来治療があります。薬物使用が原因で幻覚や妄想などの精神症状が重い場合や幻覚・妄想をはじめとする深刻な離脱症状がでている場合、自傷他害の恐れがある場合、閉鎖的な環境でないと薬物使用がやめられない場合には、入院治療が必要になります。精神症状も軽く、薬物をやめたいという動機が強い場合には外来治療の対象になります。

治療のプロセス

依存症治療のプロセスについて、斎藤学先生は、初期介入期、身体治療期、行動修正期、社会復帰期に分けて次のように解説しています。

1　初期介入期

治療の準備の時期です。病気と回復をめざす取り組みについて理解を深めるとともに、回復への動機を高め、希望をもつように本人と家族を支援する時期です。

2　身体治療期

病気の進行により生じている心身の症状を中心にした治療を行います。急性の精神症状への薬物療法、離脱症状への治療、内科疾患の治療などです。

3　行動修正期

心身の症状が治まったところで、依存症に焦点を合わせた治療を行います。教育プログラム、認知行動療法、集団精神療法などのプログラムを通じて病気への理解を深めます。また、不健康な生活で身につけてきた不規則な生活習慣、アンバランスな認知・感情・行動を修正し、自助グループへの導入を行います。

4　社会復帰期

住居や就労などの地域生活への準備を行い、自助グループや地域の社会資源と

問 9 薬物依存症に対してどのような治療が行われますか？

嗜癖治療の 4 段階

	治療段階の目標	治療方法
初期介入期	●家族内の危機への介入 ●患者の治療への導入 ●家族への教育 ●病気への理解を促す ●治療・断薬への動機づけ	●家族に対する指導 ●回復の可能性、治療方法の説明
身体治療期	●離脱症状の治療 ●合併症（精神・身体障害）や急性中毒の治療 ●治療への動機づけ ●家族への援助・指導	●薬物からの隔離 ●薬物療法（投薬） ●離脱症状の経過診断 ●関連する精神・身体障害の経過診断
行動修正期	●薬物依存行動の修正 ●教育的な精神療法 ●適切な生活のリズムの形成	●教育プログラム ●病棟・家族ミーティング ●自助グループへの導入 ●病院によっては投薬など ●身辺諸問題のケースワーク
社会復帰期	●断薬の維持と徹底 ●スリップ（再使用）危機の予防と対策 ●不安定な生活状況の改善 ●人間関係の歪みの修復	●ほぼ上記と同じ ●自助グループへの継続参加 ●住居、就職問題への対応など ●トンネル現象（抑うつ、焦燥感など）への対処

加藤力『家族を依存症から救う本』河出書房新社、2012 年より（斎藤学『嗜癖行動と家族』有斐閣、1984 年／斎藤学『薬物乱用と家族』IFF 出版部 ヘルスワーク協会、1995 年より一部改変）

のつながりと人的なネットワークを作り、再発防止の教育を行います。

良い医療機関を見つけるために

薬物依存症の治療にプログラムをもって専門的に取り組んでいる医療機関は全国で十数カ所に過ぎません。アルコール依存症を専門に治療している医療機関でさえ約半数は薬物依存症の治療を受け入れません。その結果、多くの薬物依存症患者は、薬物依存症の治療プログラムをもたない一般の精神科病院に入院せざるをえません。

そこでは、薬物使用ができないように隔離収容をされた状態で、薬物による精神症状や離脱による精神症状への治療を受けて比較的短期間で退院します。しかし、薬物使用への渇望が強い状態で退院すると、薬物の再使用となり入院を繰り返します。また違法薬物の場合には、逮捕による司法的処遇へとつながることになります。

問7に記したように、知識を提供する教育プログラム、家族への援助、自助グループへの導入など薬物依存症からの回復に必要な治療プログラムが提供される

回復につながりやすい病院・つながりにくい病院

	回復につながりやすい病院	回復につながりにくい病院
自助グループなどに対する考え方	●自助グループへの参加やリハビリ施設への入所を促す方向に働きかける	●自助グループに対する理解がない ●リハビリ施設への入所を勧めない
離脱期を越えたあとの対応	●処方薬を減らしていき、最終的には処方薬なしで暮らせるような方向	●処方薬を大量に投与し続ける
スリップに対する考え方	●回復の一過程であり、治療の好機会	●ペナルティとしての入院延長および治療中断（即退院）
警察への連絡	●原則として自己決定権を尊重する	●警察への自首および通報を入院の条件にする
家族教室など	●家族のための学習会を開催 ●家族の個別相談の機会を積極的につくってくれる ●入院中や退院時に本人、家族、病院スタッフが一堂に会し、達成できたことやこれからの課題について協議する機会をつくってくれる	●病気の知識や適切な対応について学ぶ場がない ●家族の希望や意見を述べる機会が極端に少ない
その他	●専門病棟、病室をもっている ●入院病棟内に教育的グループ療法などのプログラムがある ●病院スタッフが自助グループを通して回復したケースを知っている	●医師をはじめとする病院スタッフが薬物依存症者の回復を信じられない

加藤力『家族を依存症から救う本』河出書房新社、2012年より

必要があります。

本人や家族は回復への道筋が用意されている医療機関を選ぶことが必要とされます。加藤力先生は『家族を依存症から救う本』のなかで、「回復につながりやすい病院・つながりにくい病院」として、表のように一覧にまとめています。

問 10

薬物依存症の回復に自助グループがなぜ必要なのでしょうか？

現在、さまざまな病気や障害や境遇の人たちを対象とする自助グループが活動していますが、それらの自助グループの起源は、一九三五年に始められた無名のアルコール依存症者の会（アルコホーリクス・アノニマス Alcoholics Anonymous 以後ＡＡ《エイエイ》とする）にさかのぼるとされています。それまでアルコール依存症の人たちが断酒することは絶望的と考えられていました。しかし、ＡＡの活動に参加することで断酒が実現したことにより、依存症の回復に自助グループが必要不可欠と認識されるようになりました。

問７に記しましたように、ＮＡ（無名の薬物依存症者の会）は薬物依存の問題を抱えた人がその問題の解決を願って集まり、仲間同士で取り組んでいます。NAは薬物使用を完全に断つのに役立つばかりではなく、そこに集う仲間がモデルとなって、薬物使用をやめた後の自己変革と新しい生き方を学ぶ場となります。

自助グループの定義、自助グループの機能、自助グループ参加の留意点について記します。

自助グループの定義

自助グループをベハンデルトは、次のように定義しています。

1　メンバーは共通の問題を持っている

NAは薬物問題を解決したい本人が集まっています。ナラノンはNAメンバーの家族や友人が問題解決を願って集まっています。

2　グループに専門家は関与しない

NAは本人が、ナラノンは家族や友人が、それぞれ主人公になってグループの運営や活動を担っています。専門家は求めに応じて側面から応援することはあっても中心ではありません。

3 経済的利潤を追求するグループではない

企業や投資家のように利潤を追求するのが目的ではありません。共通する問題の解決のために、一人ひとりが、仲間のなかで努力する会です。

4 自己変革あるいは社会変革を目的とする

薬物を断つ、または薬物問題の影響から立ち直るという自己変革がＮＡやナラノンの目的ですが、自助グループの活動で薬物依存症の人が回復できる事実から「薬物依存症は回復可能な病気」と認識される社会変革が起きています。

5 メンバーは対等な立場で協力し合い、助け合う

グループへの参加期間の長短や、社会的立場の違いなどに左右されることなく、メンバーは平等で対等な立場で相互に援助し合います。

自助グループの機能

カッツは自助グループの機能を次のように記しています。

1 認識の変化

薬物依存症は意志の弱さや性格の問題であると誤解していた本人や家族が、Ｎ

Aやナラノンに参加することで病気として認識します。認識が変わることで感情に変化が生じ、行動も変化します。

2　適応技術の学習

薬物を断つための方法を、仲間の経験による知恵から学び、また、自らの体験から得た知恵を仲間と分かち合います。そして、共に薬物依存症から回復していきます。家族は、本人への対処や家族自身がどのように回復を進め、新しい生き方をめざすかを仲間から学びます。

3　情緒的サポート

本人も家族も、薬物問題を恥じ、孤立し、悩み苦しんできました。自助グループで自分自身と薬物問題の関係について話し、仲間に受け入れられ、認められ、孤独から解放されます。また、仲間と交流し、支え合う喜びを実感します。

4　個人的な開示と社会化

これまで、薬物使用に関する苦しみを誰にも話せず、理解してもらえず、助けてもらえないと思ってきました。薬物使用に関する体験や考え、感情を語り、グループの仲間に理解され、なじみ、とけこみます。

問10 薬物依存症の回復に自助グループがなぜ必要なのでしょうか？

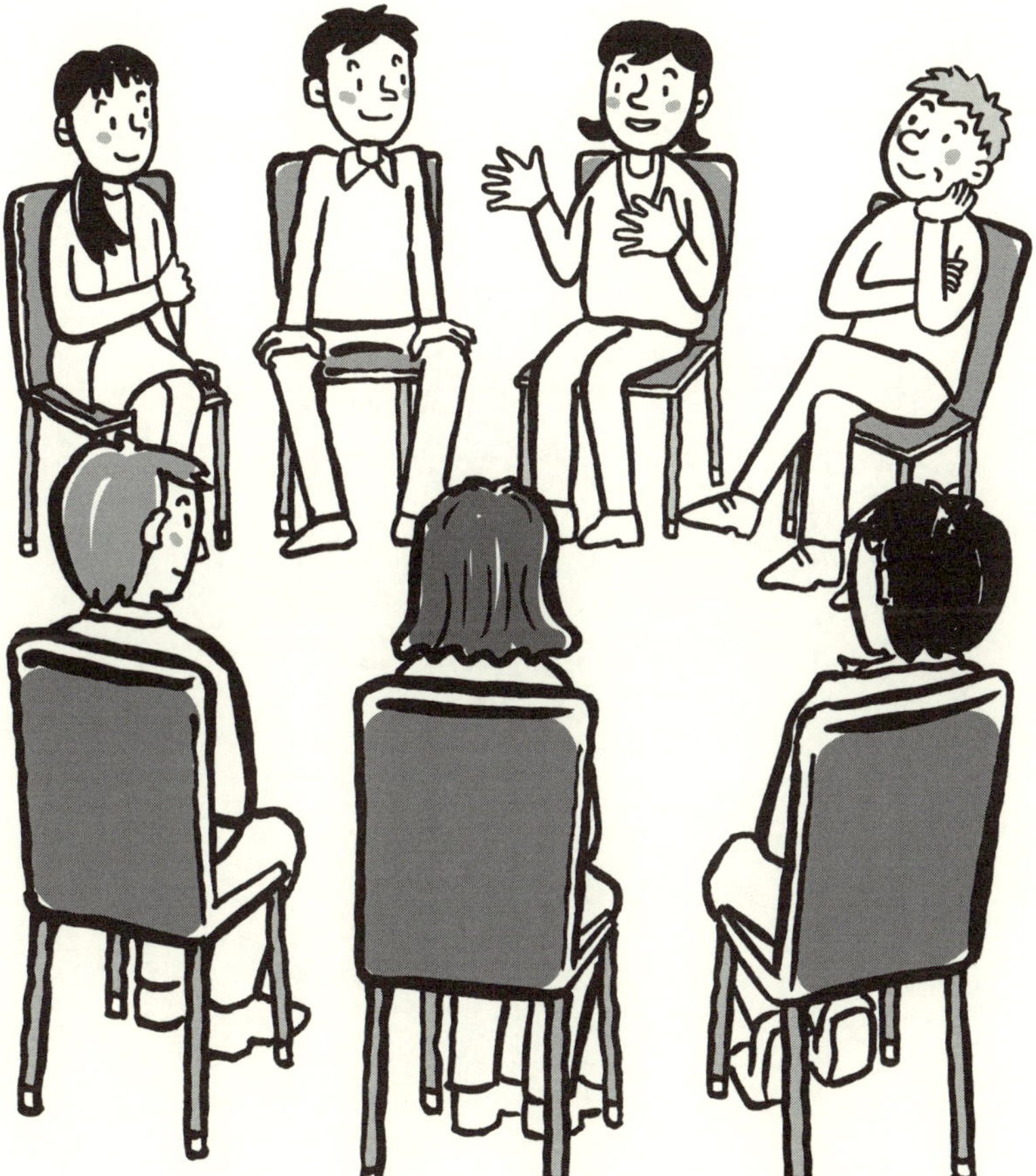

5　一緒に活動する

自助グループはミーティング以外にハイキングや合宿などを実施します。そこに参加して、共に活動することで友情が生まれ、連帯感がそだちます。

6　自信、自尊心、エンパワーメント

仲間との支え合いや分かち合い、自分が他の人に役立つ経験をすることで、自信と自尊心が高まり、自らの力を取り戻します。

自助グループ参加の留意点

1　最低でも五、六回続けて参加してから今後のことは判断しましょう
2　所属するグループを決め、メンバーとしての責任をもちましょう
3　信頼できる人や目標とする人を見つけて、個人的に相談しましょう
4　自助グループは衣食住の援助や福祉サービスは行いません
5　自助グループは宗教や疾病の教育はしません
6　自助グループは職場の問題や家族問題のカウンセリングは行いません
7　ミーティングでは、薬物問題と自分自身の関係に限定して話しましょう

問 11

薬物依存症の問題をもった家族はどのような状況なのでしょうか？

家族のおかれている状況

1　病気と知らずに、性格や人間性の問題と誤解している

薬物依存症の人は、嘘をつき、家族の金をごまかし、盗み、金目のものを持ち出し、親せきや知人から借金し、わけのわからないことを言ったりしたりしながら薬物の使用を続けます。家族は「薬物をやめるように」と泣いて頼んだり、本人の要求を受け入れて機嫌をとったり、「家から追い出す」と脅しますが、すべて効果がありません。家族は、薬物使用をやめないのは本人の意志の弱さ、家族

への愛情や責任感のなさと考えます。本人の性格や人間性の問題で薬物問題が起きていると考えると、家族の怒りや恨み、憎しみは強くなり、家族と本人の関係は険悪なものになります。

薬物依存症は性格などの問題ではなく、回復が可能な病気であるという知識と情報が家族に不足しています。

2　ストレスが高い

常に、「薬物を使用しているのではないか？」「何か事件を起こすのではないか？」「借金をしているのではないか？」と家族の不安と心配は尽きません。家族の関心は本人に集中し、一喜一憂し、巻き込まれ、疲労困憊《こんぱい》します。

問4で紹介しましたように、一般市民のストレスに比べ、薬物問題をもつ家族のストレスはかなり高く、精神科の治療が必要な家族も高い割合になっています。

3　恥や罪、恐れから孤立し、引きこもる

家族は違法な薬物を使用していることを恥じ、罪の意識をもち、何事が起きるかわからない不安と恐れを抱いています。しかし、誰にも相談できず孤立しま

す。親戚や近隣、職場の同僚とも交流を避け、引きこもります。その結果、問題解決に必要な情報が家族に届きません。

4 問題解決を家族に期待する社会

薬物依存症の問題を抱えた家族に対して、薬物使用によって社会や他人に迷惑がかからないようにすることを社会は期待します。家族は世間体もあり、他人や社会に迷惑はかけられないと考えます。そして、家族は薬物使用で問題が起きないように、またもし起きても社会や他人に迷惑がかからないように、本人を監視し、問題が起きると代わって後始末し、解決します。その結果、本人は薬物使用で起きた問題に直面することなく、問題を否認し、責任を転嫁し、問題解決に取り組もうとしないのです。

5 薬物問題解決への社会的支援の不足

薬物依存症は回復が可能な病気であるという事実が知られていないために、この病気に苦しむ本人や家族への支援は立ち遅れており、絶対的に不足しています。薬物依存症を治療する医療機関や問題解決を相談する機関が数少なく、回復に不可欠といわれている自助グループも大都市に偏在しています。また、数少ない社会資源が周知されていない結果、家族はそれらを活用することができずにいます。

薬物問題をもつ家族が陥っている状態

不安と心配が続くなかで、家族は次のような状態に陥ります。この状態は問12で説明する薬物依存症を維持する連鎖につながります。

1　巻き込まれ、振り回される

家族は、自分の力で薬物問題を解決しようと取り組むうちに本人や薬物問題と適切な距離がとれなくなり、巻き込まれていきます。家族の関心は本人に集中して一喜一憂し、本人の状態に振り回されます。

2　干渉し、世話を焼き、コントロールする

薬物使用をやめさせようとコントロールし、本人の領域に入り込み、干渉し、世話を焼き、あれこれと助言や指図、命令し、その結果、本人との関係を壊します。

3　薬物問題を後始末し、代わって解決する

問題解決への社会からの期待を意識し、それにこたえて世間体をとりつくろい、薬物使用で起きた問題を後始末し、代わって解決します。本人の苦境を助けることで、「今度こそ薬物使用をやめるのではないか」と期待します。たとえば、欠勤を隠すための嘘、サラ金の返済、保釈金の用意や私選の弁護士を依頼するなどです。

4　否定的感情、被害者意識、自己憐憫、過度な自己の正当化を強める

薬物使用をやめさせるための家族の努力は実らず、問題は深刻になります。家族は不安と不信のなかで、怒りや恨みという否定的感情や被害者意識を強め、自己憐憫に陥り、「自分に間違いはない」と過度に自己を正当化します。本人と家族の関係は悪化し、愛情が愛情として伝わらない関係になります。

5　薬物問題にとらわれ、自分を見失い、自分を大切にできない

薬物問題を抱えて生きのびるなかで、家族は自分自身に無関心になり、自分の考え、自分の感情、自分の都合を意識できず、自分を見失います。この自己喪失の状態は、自分らしさを大切にする自尊感情を失わせます。それは、自己実現の放棄であり、自分自身や自分の人生に無責任になることを意味します。

問12

薬物依存症を維持する連鎖とは何ですか？

薬物依存症の問題を抱えた家族は、長年にわたり、薬物使用をやめさせようといろいろと苦闘しますが、成果は上がりません。

一九七〇年代後半、欧米では、家族を一つのシステムととらえて、そこでの相互作用に注目する家族システム論に基づくアルコール依存症の家族研究が盛んに行われました。その結果、アルコール依存症の問題が長期にわたって解決しないのは、家族の努力不足ではなく、問題解決に対する家族の常識的な判断とそれに基づく常識的な対応が、アルコール依存症を維持する連鎖になっていることがわかりました。そしてその問題の解決には、この常識的な判断と対応を逆転させる必要があることが明らかになりました。このアルコール依存症を維持する連鎖という家族システムはアルコール依存症に特化したものではなく、薬物依存症やギャンブル依存症、その他の精神疾患にも適用できることがわかりました。

薬物依存症に当てはめますと、家族の力でコントロールして薬物使用をやめさせるしか方法がないと判断し、それに基づいて干渉し、世話を焼き、コントロールします。しかし本人は、薬物使用をやめるどころか、家族に対して怒り、恨み、被害感を強め、ますます薬物使用にとらわれます。本人が薬物を使用して問題を起こすと、家族は世間体を考え後始末し、解決します。その結果、薬物使用で生じた問題に本人は直面しないですみ、問題を否認し、責任転嫁し、解決に向けて取り組もうとしません。このような本人に対して家族は怒り、恨み、被害感を抱き、批判・非難・攻撃をします。これに対して本人は自己を正当化し、それを薬物使用の理由にします。これが薬物依存症を維持する連鎖です。

では、薬物問題の解決には家族の判断と対応をどのように逆転させればよいのでしょうか。薬物依存症の人をコントロールして薬物をやめさせることは、家族にも主治医にも、自助グループの仲間にもできません。この事実を認めることです。

　では、本人が薬物をやめることに関連するのは何でしょうか。それは本人がもつ「薬物をやめて立ち直りたい」という動機です。本人は「薬物を死ぬほど使いたくて、死ぬほどやめたい」と葛藤しています。「死ぬほどやめたい」という動機が高まり、強められることが薬物使用をやめることに大きく関連します。この、本人がもつ立ち直りや回復への動機を、回復力、自然治癒力、復元力（レジリエンス resilience）と呼びます。この力が発揮されることで薬物使用をやめることができ、回復がスタートします。

　では、回復力、自然治癒力、復元力を強化するためには、家族はどのように対応すればよいのでしょうか。まず、このような力を潜在的に本人がもっていると信頼することです。目に見えないものですから、信頼しようとして努力することです。そして、立ち直りと回復の主人公として本人を尊重することです。これまで、家族の努力にもかかわらず、薬物使用をやめない本人に、いら立ち、失望し、怒りを募らせ、軽蔑さえしてきました。このような否定的な感情を乗り越えて、家族は平静を取り戻すことです。本人に信頼と尊重をもって関わり、理解を深め、温かい家族関係を築き、家族の絆を強める対応が必要とされます。

薬物問題を家族が代わって後始末することで、本人は薬物問題に直面することなく、問題を否認し、責任を転嫁し、問題解決に無責任でした。今後は、家族が問題の後始末や解決をいっさいしないことを伝えて、本人が問題に直面し、病気と薬物問題を認め、問題解決に責任をもつことを期待しましょう。経済的困窮や交通事故、多重債務、薬事犯による逮捕などの薬物関連問題の解決に、本人が個人責任で取り組むことを支援しましょう。

家族の判断と対応をこのように変革するためには、専門職の支援を受け、そこで実施されている家族支援のグループ（家族教室など）に参加し、さらに、家族の自助グループであるナラノンに参加する必要があります。

専門職や自助グループの仲間の支援を受けて、家族が新しい判断と対応を実行することで、本人と家族の関係が変わります。本人の回復力や自然治癒力、復元力が強化され、薬物依存症の回復がスタートします。それはまた、家族が薬物依存症や薬物問題から受けた影響から立ち直り、家族自身が自分らしく生き、自己実現するために必要な回復力、復元力を獲得することにつながります。

問 13

薬物問題をもった家族は、何に取り組めばよいのでしょうか？

「依存症問題の解決は家族が鍵を握る」「問題解決への支援は家族支援から始まる」といわれ、薬物問題への家族の関わりは問題解決を左右します。それを自覚して、薬物依存症の人の回復への支援と家族自身の人生を取り戻すために希望をもって取り組みましょう。

1　専門職に相談しましょう

家族は、知識や情報のないなかで取り組んできました。それは効果が上がらなかっただけでなく、薬物依存症を維持する連鎖という逆効果にさえなっていました。

専門職から知識と情報を得て、適切な対処を伝えてもらい、それらを用いて実行できるように支援を受けましょう。また、長い苦難な生活で、家族は人間不信に陥り、孤独で、自信を失っています。専門職との信頼関係を通じて、孤独から抜け出て、他者への信頼と自信を取り戻しましょう。

2　家族を対象にした支援グループや自助グループで、仲間を得ましょう

多くの家族は孤独です。薬物問題を抱えた苦悩を誰にも話せずにいます。専門家が関与する支援グループや家族の自助グループであるナラノンに参加し、同じ立場の家族に出会いましょう。そこで、あなたの話は仲間に受け入れられ、理解され、支えられます。そして、お互いにこの苦境を生き抜くための経験から生まれた知恵を分かち合うことができます。家族は、この新しい仲間のなかで認められ、尊重され、自信と自尊心を取り戻し、生きることを力づけられ、薬物問題に希望をもって取り組めるようになります。

3　本人の自助グループであるＮＡに参加して理解を深めましょう

多くの家族は薬物問題による苦痛・苦悩・苦難のなかで、薬物依存症の本人に対して思いこみを強め、誤解し、軽蔑し、嫌悪してきました。新たに、本人への

理解を深めたいと願っても本人はなかなか正直に話してくれません。本人の自助グループであるＮＡに参加して、そこで語られる本人たちの発言に耳を傾け、薬物使用を続けざるをえなかった思い、薬物をやめてもなおつらい思いを理解し、そのうえで支援を考えましょう。

4　家族は第一の介入（直面化）を本人に対して行いましょう

家族は薬物問題への取り組みに限界を感じたとき、初めて外部に支援を求めます。そこで専門職や自助グループであるナラノンに出合います。新しい知識と情報を得て、これから新たな取り組みを始める決心をしたところで、本人に対して薬物使用で起きていた問題の事実を伝えましょう（直面化）。そして、本人の状態を病気と理解しており、回復を支援する心づもりであることを伝えましょう（第一の介入）。

本人が落ち着いて平静なときに、次のように話しましょう。

「最近、あなたの薬物使用にどのように関わればよいのかわからなくなり、薬物依存症の専門職に相談してみました。これまで知識や情報がなかったので、病気だとは知らなかったし、どのように対処するのが良いのかわからなかったので、あなたを傷つけてきたと思います。これから学習して、あなたが病気から回復するのを支援したいと思います。

まず、これまでのように、薬物問題を家族が後始末し、代わって解決をすることはしないで、あなたに責任をもってもらいます。また、私たち家族の生活をあなたの薬物使用の犠牲にしないように守ろうと思います」と。

そして、薬物依存症の教室や講演会、ワークショップなどに積極的に参加し、ナラノンに定期的に出席しましょう。貸金庫を借りて土地や家屋の権利書、預金通帳、実印、貴金属、カードなどを保管し、その他必要な手を打ちましょう。

5　通常の家庭生活を大切にしましょう

薬物問題をもつと、家庭生活はぎくしゃくします。家族は繰り返し「病気だ」「回復には時間がかかる」と自分自身に言い聞かせて落ち着きを取り戻しましょう。家族は薬物に関することばかりを本人から聞きたいと思いますが、薬物をやめないかぎり正直な話は聞けません。それよりは日常の挨拶をし、直接質問して返事を受け入れ、認めて、理解を深め、温かい家族関係を作りましょう。その関係を続けるうちに、本人が家族のそばに来て正直な話をするようになります。

6　家族は第二の介入を本人に行いましょう

学習を進め、本人に対する怒りや恨みを乗り越えても、本人が治療を受けようとしない、自助グループを拒否する、家族関係を改善しようとしないなどの状態が続くときは、専門職の支援を受けて第二の介入をしましょう。

第二の介入とは、受診や自助グループへの参加や家族関係の改善を目的に、関係者が集まって本人に対して積極的に働きかけることです。問題解決の必要性や現状を共通に認識した配偶者、両親、子ども、兄弟姉妹などの家族のほかに、職場の上司や友人などが参加して本人を囲みます。病気に関連して起きている問題とそれに関する感情を各人が伝え、問題解決のために、受診や自助グループへの参加、家族関係の改善を要望します。

これは「現実と愛情のシャワーを浴びせる」ことです。病気で起きている現実を冷静に伝え、病気の回復を支援する愛情を穏やかに伝え、解決のために、受診や自助グループへの参加や家族との会話を提案するのです。

そして、準備ができていることを前提に、もしこの要望が本人に受け入れられない場合には、会社は解雇、家族は別居・離婚など対抗処置をとると伝え、決断を迫ります。一度は不調に終わる場合もありますが、時期を見て繰り返し行いましょう。

7 薬物依存症の人の子どもや兄弟姉妹に関心を向け、愛情を示しましょう

薬物依存症の人の子どもや兄弟姉妹は悩み苦しんでいます。年齢相応に病気を説明し、回復が可能で、それに取り組んでいることを伝えましょう。家庭に安全・安定・安心を取り戻すことに努め、子どもや兄弟姉妹に関心と愛情を向けて理解し、支援していきましょう。

8 休養し、自分を取り戻し、解放する場所と時間をもちましょう

薬物依存の問題の解決は順調に進んでも数年が必要です。この長期戦は、辛抱と忍耐だけでは続けられません。生活に休養を取り入れましょう。リラックスする時間をもって英気を養いましょう。一人で、あるいは自由に表現できる仲間のなかで、自分がどのような人間でありたいのか、どのように生きたいのかを問い直し、個人としての自分を育てる場所と時間を意識的に作りましょう。

問 14

専門職は、家族に対してどのような支援ができるでしょうか?

薬物に依存している本人との家庭生活で、家族は悩み、苦しんできました。また、薬物問題の解決への判断や対応が薬物依存症を維持する連鎖になって解決を阻んでいたことが明らかになりました。このような家族に専門職はどのような支援ができるのでしょうか。専門職の支援の目的とその内容を記します。

専門職の支援の目的

1 家族の苦悩や苦難の解消のための支援

家族は、長年の薬物依存症の問題で傷つき、疲労困憊しています。専門職が家族の苦悩や苦難を受けとめ、理解し、支援することで、家族は癒され、力づけられ、自信を取り戻し、新たな挑戦への勇気を持ちます。

2　本人の回復に家族が協力するための支援

その病気ががんであっても、心臓病であっても、家族の一人が病気になると家族はその回復に協力します。薬物依存症の場合も同様で家族の協力が必要です。薬物依存症からの回復には、薬物依存症を維持する連鎖の解消が欠かせません。それには、専門職がそのための知識と情報を提供し、問題解決への適切な判断と対応を伝え、それを実行できるように支援することが必要です。

また家族は、本人の言動に一喜一憂し、振り回されながら、本人をコントロールしてやめさせようとしてきました。この本人への依存と支配の関係を解消し、回復への本人の動機を信頼し尊重する対応をするよう家族を支援します。

3　薬物依存症の問題をもつ家庭で育つ子どもへの支援

薬物問題のある家庭で育つ子どもは、親や兄弟姉妹の薬物問題やそれに関連して起きる問題に悩み苦しんでいます。薬物依存症の親による養育の放棄や虐待などが起きていることもあります。また、薬物問題で両親が不仲であったり、未熟であったり、家庭が社会から孤立していたりします。専門職が家族に関わり、子どもの成長に必要な親役割を親が果たせるように支援することを通じて、子どもの順調な発達を支援します。

4　本人と家族の関係修復への支援

薬物使用を本人がやめさえすれば、家族との関係が自然に修復されるというものではありません。薬物にとらわれている間、本人は家族に対して無関心で、無理解な状態です。また家族も、薬物問題による家庭生活の不幸に関して怒りや恨みを持ち、被害感や自己憐憫の感情を強め、自己を過度に正当化しています。専門職は、家族関係の修復のために、本人と家族に意識的に関わり、支援します。

5　家族が自己を取り戻し、自立し、自己実現を進めるための支援

家族は薬物問題を抱えて生活するうちに、自分自身への関心を失い、自己喪失の状態に陥ってしまいます。自分自身に関心を向け、その思考・感情・都合などを意識し、それを生活の中心におくことが自己実現であり、自立になります。家族が自分を主人公にして、自分らしく生きることを支援します。

専門職による三つの具体的な支援

1 知識と情報の提供

家族には、薬物依存症に関する知識と情報が不足しています。薬物依存症とその回復について、本人の心理について、配偶者や親、子ども、兄弟姉妹が薬物依存症やその関連する問題から受けている影響とその立ち直りについて、また薬物関連問題の解決に活用できる社会資源についての知識と情報を提供します。

2 問題解決のための対処法の提案

専門職は、提供した知識や情報を用いて、現在抱えている困難の解決や要望を充足するための対処法に関して家族に提案しましょう。とくに、薬物依存症を維持する連鎖は、家族が長年の間に身につけた対処法ですので、変化させるには家族自身の意識的な努力と専門職の支援が必要です。

家族が親の立場の場合には、子どもが薬物依存症になったことに強い自責感をもち、それを償いたい思いから過干渉になり、コントロールしがちです。また、薬物使用で起きた問題を本人に代わって後始末し、限りなく犠牲になる傾向があります。家族の自己変革を粘り強く支援する必要があります。

3　心理的・社会的支援

長年の苦難の間で強められた薬物依存症の本人に対する家族の否定的な感情は、急に変えられるものではありません。学んだことや提案を実行するのには大きな壁があります。

薬物依存症を維持する連鎖を解消するために家族が変化しようとしても、社会や周囲の人たちは、本人に代わって家族が薬物問題を解決し責任をとることを期待しますので、それを歓迎しません。本人を信頼・尊敬し、本人個人の責任を大切にし、本人が回復と新生へと動機を高め自発的な取り組みを進めることを期待する家族の立場は、周囲からはなかなか理解されにくいのです。

この壁をのりこえて本人の回復と新生を支援するために、専門職は家族に心理的・社会的支援を提供する必要があります。

また、薬物依存症の家庭で育つ子どもの問題や家族自身の本人への依存と支配の関係、家族自身の自己喪失の問題などに対しても、明らかな方向性をもった一貫した心理的・社会的支援を長期的に提供する必要があります。

問 15

よく「死にたい」と口にします。どのように対応すればよいのでしょうか？

ある調査では、専門病院入院中の薬物乱用・依存症患者で、本気で自殺を考えたという自殺念慮の率は八三％、自殺を具体的に計画したという自殺企図の率は五六％になっています。「自殺したい」「チャンスがあれば自殺するつもりでいる」といった、調査時点での切迫した自殺念慮は一九％です。また、自殺の三分の一は、薬物を断ってから二、三カ月後の出来事です。

問4で記しましたが、依存症の人の自殺率は、アルコール依存症、ギャンブル依存症ともに高率ですが、薬物依存症はそのなかでも最も高い比率です。

なぜ、薬物依存症になると自殺しやすいのでしょうか。自殺の背景や自殺の前兆、自殺をほのめかす人への関わりを見てみましょう。

薬物依存症の人の自殺の背景

1　薬物に関連する生活問題の深刻化

何年間にもわたり、薬物使用を繰り返していると、経済問題、とくに借金問題が深刻になります。家族、親せき、友達、同僚、銀行、サラ金、ヤミ金（闇金融）などからの借金が重なり、自転車操業での返済さえできなくなり、追いつめられます。

薬物購入の資金を手にするために、また、借金返済のために、仕事だけは続けていくものの、ついにはそれさえ続けられなくなり、解雇や失業などの労働問題を抱えます。

違法薬物の所持・使用・売買などの薬事犯、薬物を使用したうえでの暴行や傷害、交通事故、また、金に窮しての窃盗・恐喝・横領などの犯罪につながります。

家族問題も家庭内暴力、家出、別居、離婚などの家庭崩壊が生じ深刻です。このように、経済問題や労働問題、犯罪、家族問題などの深刻な問題を抱えます。

2 うつ病の発症

薬物依存症の人の家族の全国実態調査では、家族の三六％が本人のうつ状態を困難な問題として挙げていました。三六％がうつ病であったとは断言できませんが、うつ病の高い合併率は予測できます。うつ病により思考や感情の柔軟性を失い、精神的に落ち込み、思い詰め、絶望することが考えられます。

3 心理的に追い詰められる

薬物使用による失敗が続くなかで、自責感、自己嫌悪、孤独感を深め、「残された道は自殺しかない」と視野狭窄《きょうさく》の状態に陥ります。

4 人間関係が壊れ、サポートが得られない

薬物問題で家族をはじめ周囲の人たちを巻き込み、振り回すため、家族との関係は崩壊し、親類縁者とも絶縁状態となり、同僚・友人にも相手にされなくなり、誰からも支援を受けられない状態で一人取り残されます。

自殺直前によく見られる言動

自殺を考えている人は、死にたい気持ちと生きたい気持ちのなかで揺れ動き、迷いながら、次のようなSOSを出していると考えられています。

1　自殺をほのめかす言葉を口にする

「遠くに行ってしまいたい」「死んでしまいたい」などと口にします。

2　過度に危険なことをする

重大な事故につながりかねない危険な行動をとります。猛烈なスピードで車を運転する、走っている車から飛び降りるなどです。

3　別れの用意をする

借りていたものを返す、知人に会う、重要なものを整理するなどです。

4　自傷行為をする

手首を切る、睡眠薬や安定剤をまとめて飲む、自殺未遂をするなどです。

自殺を口にする人への関わり

1　つらさ、悲しさ、苦しさ、寂しさを受けとめて理解する

自殺をほのめかす人の全員が、自殺を真剣に考えているとはいえません。「死にたいほどつらい、苦しい」と言っている場合が多いのです。その人のつらさ、悲しさ、苦しさ、寂しさを理解するために、時間をかけて話を聞きましょう。

2 沈黙を共有する

なかなか話しださないこともあります。黙ってそばに座り沈黙を共有することは、一人ぼっちではないことを伝えることになり、意味のあることです。

3 話をはぐらかさない、批判しない、アドバイスしない

その人はあなたを選んで話しているのです。真剣に話に耳を傾け、批判、非難、安易なアドバイスはせず、「私にとって大切な人です」「生きていくと約束してほしい」と伝えましょう。

4 他の方法を提案する

他の方法として「信頼できる人に相談する」「受診する」などを提案し、相談や受診に同行して支援しましょう。

問 16

嘘が多く、財布から金を盗みます。性格の問題でしょうか？

薬物依存症は誰でもがなる病気ですが、病気になると病気の症状がでますし、性格にも変化が生じ、嘘や盗みという共通する特徴がみられるようになります。

薬物を完全に断って依存症が回復に向かうと多くの人は徹底的に正直になります。それにより、周囲の人は、当時の嘘や盗みが病気によるものであったことに気づかされます。

嘘や盗みへの理解

問1に記しましたように、薬物依存症になると薬物使用中心の生活になり、薬物を使用することが最大の関心事になり、それが最優先になります。その結果、嘘をついてでも盗みをしてでも、薬物の使用を続けます。「薬物を使っているのか？」という質問にはその場しのぎの嘘で切り抜け、「こんな時間まで何をしていたの？」と聞かれると言い逃れのために嘘をつきます。正直に話すと、相手が怒り自分を責め非難すると予測できるので嘘で切り抜けようとしているのです。また、「もう、二度と薬物は使わない」と約束し、誓約書まで書いたのに、それを破って嘘にした場合もあります。薬物依存症の本人は薬物をやめて回復しないかぎり、約束を守る力がないのです。

薬物購入のために借金をし、その返済に追われます。家族の財布、子どもの貯金箱、たんすの引き出しの中の貴金属などを狙うこともあります。家庭内で賄えなくなると窃盗・横領・偽造などの犯罪に至ることもあります。

嘘や盗みへの関わり

1　病気の言葉、病気の行動と理解する

薬物依存症の本人は、薬物をやめたいと考えながら、やめることができず、嘘

や盗みを繰り返しながら薬物を手放せずにいます。この嘘や盗みを病気の言葉、病気の行動と理解し、それに振り回されないようにしましょう。

2　嘘や盗みについて、議論したり叱ったり責めたりしない

嘘や盗みに気がついたときに、議論したり叱ったり責めたりしても何の利益もありません。嘘や盗みが悪いことは本人もわかっています。「真実ではないと思う。嘘を言わずにおれないあなたの病気が悲しい」と静かに伝えましょう。

3　本人がもつ健康な力を信頼し尊重する

本人は、自分を責めながら薬物使用を続け、家族や周囲の人たちから責められ攻撃されるのを恐れています。その本人の心理を理解して家族が関わり続ければ、本人と家族の関係に変化が生じます。信頼や尊重という温かい家族関係のなかで、潜在的にもつ本人の健康な力が強められるのです。

問 17

新たな借金が発覚しました。どのように対処すればよいのでしょうか？

薬物依存症になると薬物使用をコントロールできなくなります。後先考えず借金をしてでも薬物を購入し、所持金がなくなればサラ金に借金をします。その返済に窮するとヤミ金から借り入れ、自転車操業で借金と返済を繰り返す事態に陥ります。それさえ続けられなくなって初めて、本人が助けを求めるか、家族が追及して白状することで、借金が発覚します。

薬物依存症による借金への適切な対処

1　家族は借金に関わらない

借金が発覚すると家庭は修羅場になります。家族は日常の金銭感覚からかけ離れた金額に驚き、あきれ、怒り、途方にくれます。本人は打ちしおれ、ひたすら謝り、二度としないと誓う場合もあります。また、借金の原因を明かそうとせず、居直り、自己を正当化する場合もあります。

いずれの場合にも、家族が執拗《しつよう》に問いただしたり責めたり非難したり攻撃してみても、よい結果にはなりません。「これまでのように家族が代わって返済することはしない。相談にはのるから自分で解決の方法を考えてほしい」と伝え、経過を見ましょう。

2　借金の原因を本人にたずねる

借金には原因があります。借金の原因がわからない場合には、本人にたずねてみましょう。「借金を責める気持ちも、攻撃する気持ちもないが、なぜ借金ができたのか不思議に思う。あなたに何が起きていたのかを知りたい」と正直な気持ちを伝え、聞いてみましょう。借金の原因が薬物使用によるとうすうす気がついている場合には、その不安と心配を正直に話し、薬物依存症として一緒に取り組みたいと伝えましょう。

3　借金の原因である薬物依存症からの回復を支援する

目前の借金を本人に代わって返済しても、ほとぼりがさめると、早ければ二、三カ月後には、次の借金が始まります。借金が問題なのではなく、薬物使用こそが問題なのであって、その結果の借金であることを理解しましょう。借金の返済を急ぐ必要はありません。薬物依存症の回復への取り組みが最優先で必要とされます。

薬物依存症の回復には、治療を受けること、自助グループであるＮＡに参加することが重要であることを本人に説明し、薬物依存症に関する家族の知識が不十分なときには、保健所や精神保健福祉センターや薬物依存症の治療を行っている医療機関に家族と共に相談に行くことを提案しましょう。

4　家族は立て替え払いをしない、代わって返済をしない

サラ金の高利や厳しい取り立てを恐れて、家族が借金を立て替えて一括で返済し、それを本人が家族に分割で返済することがよく行われます。これは問題を先送りすることになり、よい解決法とはいえません。多くの薬物依存症の人は、回復しないかぎり約束を守る力を失った状態で、返済は滞り、約束は反故《ほご》にされ、

家族との新たなトラブルになります。

また家族は、本人が借金を反省し後悔している姿をみると、今回家族が代わって返済することにより、家族の愛情に気がついて立ち直ってくれるのではないかと期待しがちです。しかし、薬物使用で起こした問題を家族が代わって後始末し解決すると、本人は薬物問題に直面せず、問題解決に苦しまずに済みます。問題解決には本人が問題に直面し、責任を自覚する必要があります。それには家族は借金を返済しないことです。

5　債務整理を急がない

家族や関係者が借金を支払わないと決めたとき、その借金問題の解決のために司法書士や弁護士の支援による債務整理を本人に勧めることが多く見られます。しかし、債務整理で自己破産しても、薬物依存症が回復しないかぎりは、金が必要になれば、ブラックリストに載った人を対象に貸し付ける悪質なサラ金やヤミ金で借金をします。それができなくなれば窃盗・横領・詐欺などの犯罪に手を染め、事態を深刻にします。

何より優先すべきなのは薬物依存症の回復への支援で、回復が軌道に乗った後、社会復帰を考える段階で債務整理に取りかかれば十分です。急ぐ必要はありません。

薬物問題の借金に関する家族の留意点

1　保証人でないかぎりは、家族に借金返済の義務はありません

家族は自分の意思で債務の保証人として契約していないかぎり、配偶者であっても親子であっても借金を支払う義務はありません。保証人でない家族に対してサラ金が取り立てを行い、返済を迫るのは違法行為です。「金融庁に告発します」と告げて、それでも続くようなら告発を実行することです。

2　ヤミ金は犯罪ですから、返済してはなりません

ヤミ金は行政に登録をしないで金融業を行う犯罪行為です。携帯電話で超高利率で貸し付け、家族にも過酷な取り立てを行います。毅然《きぜん》として返済する意思がないことを告げましょう。それでも取り立ての電話攻勢が続くようなら警察のヤミ金担当者や行政の貸金業対策相談の窓口、司法書士や弁護士に相談しましょう。

3　貸金業者におびえることはありません

貸金業法では「高金利、過剰な融資、過酷な取り立て」のサラ金三悪が法律上規制され、行政の監督権限が強化されています。サラ金からの借金におびえることはありません。行政の貸金業対策の相談窓口や弁護士、司法書士に相談しましょう。弁護士費用に関しては、事情によっては法テラス（日本司法支援センター）などの支援を受けることも可能です。

4　保証人には安易にならない

頼まれても、相手の生活を十分把握していないかぎりは保証人にはならないことです。一定の金額を支払うと必要な保証をする保証協会の活動があります。

また、実印や印鑑登録のカードなどの保管を厳重にするようにしましょう。

問　18

薬物使用で逮捕されました。どのように対処すればよいのでしょうか？

本人の薬物使用に気づいて以来、家族が一番恐れていたのが逮捕です。また、薬物使用にまったく気づいていなかった家族には寝耳に水の驚きです。しかし、悲嘆にくれるのではなく、治療や回復のチャンスが到来したと考えましょう。

刑事事件の手続きの流れ

1　成人の場合

本人が成人の場合には、自首や通報や現行犯で逮捕された後、最大で二三日間留置所で拘留され取り調べを受けます。この間、逃亡や証拠隠滅の恐れがある場合は接見が禁止されますが、ほとんどの場合、面会や差し入れができます。この期間に、家族は弁護士などと治療に向けて働きかける方針を確認します。

二三日の拘留が終わると、不起訴か起訴猶予の場合は釈放されます。起訴された場合、保釈申請が認められると身元引受人が保釈金を払い裁判終了までの間保釈されます。保釈申請が認められない場合は拘置所へ入所することになります。

裁判の判決が執行猶予の場合は、釈放され刑期の終了まで保護観察官や保護司の保護観察を受けます。判決が実刑の場合には刑務所に入所します。途中、仮釈放で出所し満期まで保護観察を受ける場合と、満期で出所する場合があります。

2 未成年者の場合

本人が未成年の場合には更生が重視され、家庭裁判所の調査結果に基づき、保護処分として、保護観察、児童自立支援施設や児童養護施設への送致、少年院への送致のいずれかが決定されます。

保護観察は自宅で生活しながら保護観察官や保護司の指導・監督を受けます。

児童自立支援施設は、不良行為をなす、またはなす恐れのある児童および家庭環境その他の理由で生活指導を要する児童を入所させます。児童養護施設は、保護者のいない児童や環境上養護を要する児童を入所させます。

少年院は、満一四歳以上の非行少年に矯正教育を行い、社会生活に適応させるために学習指導、職業訓練、生活指導を行います。

刑事事件への家族としての対応

1 本人は保釈を強く希望します。が、保釈によって、治療や自助グループ、回復施設に本人がつながる可能性が高くなるかどうかを判断することが大切です。本人に強要されて保釈申請をするのではなく、回復への動機を高め、治療に導入することを重視しましょう。

2 逮捕や起訴されたとき、本人は弁護士を依頼することができます。国選弁護制度による国選弁護士は誰でも依頼できますが、約一カ月のかかわりで終了です。また各都道府県の弁護士会が運営する当番弁護士制度があり、本人が希望すれば当番の弁護士の援助を受けることができます。初回のみ無料です。

依頼人がお金を払って依頼するのが私選弁護士です。薬物依存症を理解している弁護士に依頼すると、本人と長期に関わり、信頼関係を築いて、家族と密に連絡を取りながら、治療や自助グループや回復施設などを提案して、本人の回復への動機を高める役割を担ってくれます。

3 本人から身元引き受けを求められた場合は、これまでと同じ繰り返しにならないために、条件として、薬物依存症の治療を受けることや自助グループに通うこと、回復施設に相談することなどを提案しましょう。また、同居が困難な場合には率直に伝えることです。また、家庭生活で暴力を振るわないことや浪費をしないことなども約束しましょう。

4 定期的な面会や手紙での交流を大切にしましょう。短い面会時間ですから、本人の話を聞き、その返事は手紙でするのが良いと思います。差し入れについては弁護士や関係者に相談して対応しましょう。

これまで、薬物依存症のために本人と家族の間は愛情が愛情として伝わらない関係に陥っていました。本人が完全に薬物を断っているこの時期、本人への信頼と尊敬、個人責任をキーワードに新しい家族関係を作りましょう。

問 19

薬物依存症の再発を防ぐために、どのような方法があるでしょうか？

薬物依存症は慢性の疾患で、再発しやすいのが特徴です。しかし、薬物を完全に断つことができれば健康な生活ができる病気です。再発を防ぎ、たとえ再発してもそこから学び、回復を進めることを考えましょう。

ホワイトは『米国アディクション列伝』のなかで、米国はこの二〇〇年間、薬物問題を犯罪として対処することと治療の対象として対応することの繰り返しであったと記しました。また、この五十余年間は厳罰化の時期と保険適用で医療化が進展した時期があったと記しています。従来、薬物依存症治療はＮＡの12ステップが中心でした。一九八〇年代に入り、実証的な研究結果から、薬物依存症の治療の原則として、①司法的対応よりも治療的対応、②多様な治療の選択肢が必要、③「底つき」*注を待たないで介入する、④できるだけ長く介入する、⑤無理にでも介入する、の五点が確立されました。そして、動機付け面接（本人のやる気や意欲という動機を引き出して強め、本人が自分の行動を変えるのを援助する）や認知行動療法（本人の認知に働きかけてそれを変化させることで行動の変化を引き出そうとする）の治療効果が確認されました。治療の多様化の中心にこれらが位置づけられ再発防止としても重視されました。

日本では、一九九八年に総務庁が薬物依存への相談・医療・社会復帰対策を打ち出すまで、司法処遇で対応していました。以来遅々としていますが、治療的対応が根付いてきつつあり、二〇〇八年ごろから、再発防止を目的にマトリックス研究所が開発したワークブックとマニュアルを用いたマトリックスモデルに基づく認知行動療法のプログラムが導入されるようになりました。

次に、薬物依存症の再発を防ぐための四つの事項を説明します。

1　常に、再発の危険があることを自覚しましょう

薬物をやめる必要に迫られて、薬物をやめはしても、薬物依存症の本人は薬物

底つき…健康を損ね、経済的に困窮し、家族をはじめ大切な人を失い、人が生きるうえで必要なすべてのものをなくした状態。

の快感を知りすぎています。薬物によっては、やめると生汗が出て、不眠になり、無気力・無関心になり、いら立ち、何も手につかない状態に陥ります。また、強迫的な薬物使用への欲求（渇望）がでてきます。薬物使用への誘惑は巧妙に忍び寄り、油断できない状態が続くことを自覚しておく必要があります。

2　継続して治療を受けましょう

家族への全国調査（二〇〇八年）では、薬物依存症の人の三九％が幻覚・妄想を体験しており、三六％がうつ状態、二五％がギャンブル依存症、二一％が摂食障害を合併していました。たとえ薬物をやめることができても、二、三年は通院治療で精神症状や合併症の治療を継続する必要があります。

3　自助グループNAに定期的に参加しましょう

回復は薬物使用を完全に断つことからスタートします。自助グループNAには毎日でも参加しましょう。薬物使用をやめて最初の一年は、最低週三回はNAに参加することが必要だといわれています。NAの仲間の発言から、やめ続けるのに必要な知恵を得ることができます。また、仲間の姿が鏡になって過去の自分の姿に気づくとともに、将来の自分の姿を思い描くことができます。

4　薬物をやめ続けるために生活を変化させましょう

①通院とNA参加を組み込んだ規則正しい生活をしましょう

通院とNA参加を中心に据えて、起床、就寝、三度の食事、入浴、着替え、掃除、洗濯、買い物などのスケジュールを作って常識的な規則正しい生活をしましょう。

日常生活を重視し、適度な栄養をとり、適度な運動をし、タバコ、コーヒー、清涼飲料は控えめにした健康的な生活をしましょう。

②薬物を使用していたころの仲間や売人との関係を断ちましょう

薬物をやめる決心をしても、誘われると薬物使用への強い欲求がでてきます。薬物使用の関係者との関係を断ち、薬物をやめる仲間との関係を作りましょう。

③余分な金は持たないでおきましょう

財布に余分な金があると、薬物への欲求がでてきます。余分な金は持たないことにし、軌道に乗るまで家族や施設長に金銭管理を頼むことも大切です。

④薬物を使っていた場所、薬物が関係した趣味とは距離をとりましょう

薬物を使っていた友人の部屋、売人がいた街角や喫茶店に近づかないことで

す。また、薬物を使用しながら聴いた音楽やドライブ、サーフィンなどは薬物使用の引き金になりますので避けましょう。

5 淋しさ、怒りなどの感情や薬物使用を認める考えに用心しましょう

不安・淋しさ・疲れ・怒り・恨みなどの感情が薬物を使用したい気持ちを高めます。このような感情が生じたときに薬物を使用する以外の方法で切り抜ける必要があります。たとえば、あなたのことをわかってくれる友達や家族に電話して正直に話す、シャワーを浴びる、好きな歌を歌う、好きな写真集を見る、ＮＡに行くなどです。

また、薬物使用を正当化する「祭りだから今日ぐらい使ってもよい」「明日からやめるから」「コントロールはできる」などの自分を欺く心の動きや考えに用心しましょう。こんな気持ちや考えが生じたときはＮＡに行きましょう。

6 薬物をやめた喜びを探しましょう

薬物使用をやめた生活が我慢や辛抱だけで続けられるものではありません。「嘘をつかなくてすむ」「心が明るくなった」「母親に笑顔が出てきた」「子どもがなつく」「ご飯がおいしい」などの喜びを意識的に探しましょう。

7 新しいことを始めましょう

これまで薬物を使用していた時間とエネルギーを新しいことに向けましょう。ギターの練習、魚釣り、スポーツジムに通う、ボランティアをするなど新しいことを始め、喜びを見つけましょう。

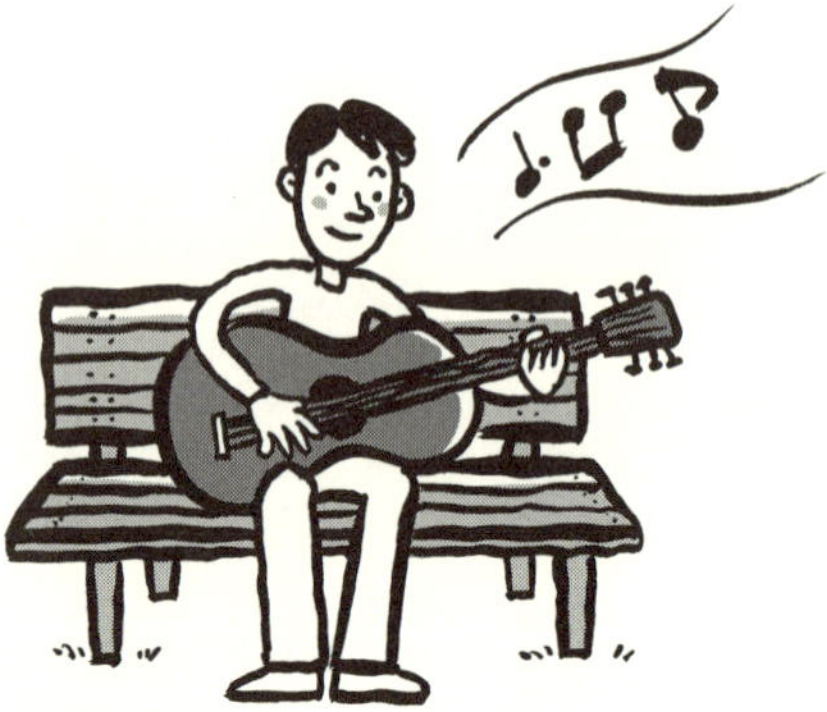

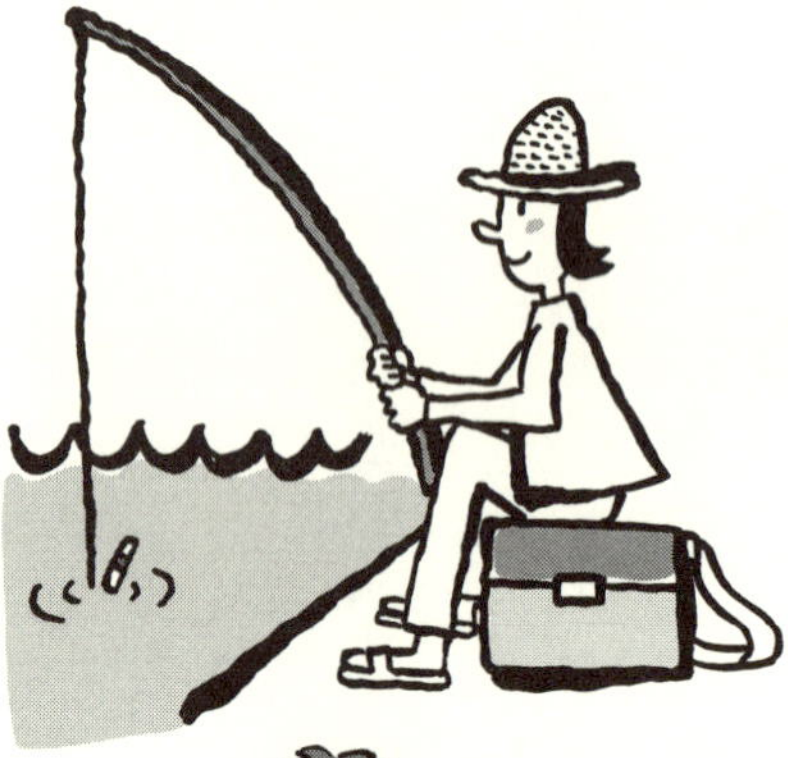

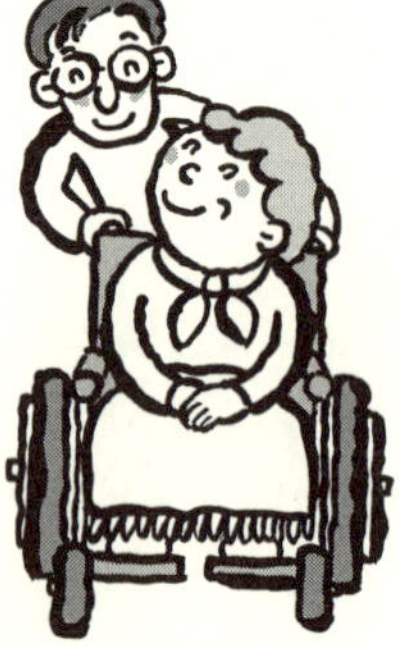

問 20

薬物依存症に対して私たちの社会は何ができるのでしょうか？

長い間、日本では薬物問題は司法での処罰が中心でした。そのために一般市民にとって身近な問題ではありませんでした。一九九八年、総務庁は薬物依存症の相談・治療・社会復帰に取り組む方針を通達しました。ここから新たな流れが始まりました。以来一五年です。取り組む問題は山積しています。

予防のために

1　薬物依存症に関する啓発

一般に、薬物依存症を特定の人の問題ととらえる傾向が強く、社会問題としてとらえる視点に欠けています。行政が中心になって、正しい知識と情報を提供し、悩み苦しんでいる本人や家族を深く理解し、薬物依存症に関する偏見と誤解のない社会をつくるための啓発が必要です。

2 薬物乱用防止教育の問題

中学校、高等学校で薬物乱用防止教育が実施されていますが、薬物使用の怖さを伝え、使用の禁止を強調するのが現状です。

生徒が目標をもって充実した学校生活を送っているか、大人や社会を信頼しているか、自尊感情を保っているか、孤独ではないのかなど、生徒が薬物を必要としない心理的・社会的条件にあるのかに関心を向けて、他者への信頼と自尊心を高める援助が必要です。

3 相談窓口とその周知の不足

若者が薬物の使用を経験しても、家族や関係者が早期に発見し専門職に相談し解決に取り組むことで、一時的な乱用で食い止め、薬物依存症に陥るのを防ぐことが大切です。しかし現状では、薬物問題の相談機関が不足しています。薬物使用が発覚しても、家族はどこに相談すればよいのか、どのように対応すればよいのかわからず、叱ったり、責めたり、脅したりといった不適切な対応で経過し、依存を進行させることになっています。相談援助による早期対応が必要です。

4 薬物対策の充実

薬物問題への国の対策はここ一〇年の間に大きく進展しました。しかし現在も、司法処遇中心の対応に留まっており、治療や回復への対応は遅々としています。つまり、司法の場に登場した薬物依存症の人を治療につなぐ連携ができていません。

二〇一二年の国立精神・神経医療センターの調査では、使用薬物は覚醒剤が四二％、脱法ドラッグが一六％、処方薬が一五％と報告されています。違法ではない薬物（脱法ドラッグ、処方薬、市販薬）の使用による健康被害、事故、事件が報道されています。啓発活動による危険性の周知が必要とされています。

脱法ドラッグに関しては、たとえイタチごっこであったとしても、新たに規制を追加し続ける対応が必要です。

処方薬については、厚労省による処方薬に関するマニュアルを臨床医が活用することと臨床医による治療的対応が必要とされています。

5　競争社会が与える負の影響

複雑で忙しい競争社会に若者も巻き込まれています。自らの個性を大切にし、自尊感情を高く保ち、他者との絆を実感することが非常に難しい状況にあります。若者たちが薬物の使用を必要としないためには、家庭、学校、社会で信頼と尊重で結ばれた豊かな人間関係を体験する必要があります。

更生と治療と社会復帰

1　治療機関の増加と充実

全国の薬物依存症の専門医療機関はわずかに十数カ所という現実があります。民間の医療機関で薬物依存症治療に取り組むのは、収益性を考えると無理だとされています。薬物依存症の専門治療は国と地方自治体の病院が引き受けるなどの対応、または、保険診療の報酬の見直しなどの方法で薬物依存症の治療機関を増加させ、その充実を図る必要があります。

2　回復施設の増加と充実

ダルクやマックなどの依存症の回復施設が全国に約百カ所あります。しかし、十分な数ではありません。その活動や運営においてもたくさんの問題を抱えています。回復者カウンセラーと呼ばれているスタッフにかかっている負担は大きく、その重圧のなかで薬物の再使用やうつ病や自殺などが発生しています。回復施設の活動の継続と充実のためには公的な支援が必要です。

3　更生と回復と社会復帰のための連携

一九八〇年代、米国では、司法的に処遇することよりも薬物依存症を医療的に処遇するほうが、回復率を高め再犯率を低めると実証されました。三〇年遅れとはいえ、日本でもここ数年、刑務所における薬物離脱教育や社会福祉・臨床心理の専門職の配置、保護観察所における認知行動療法や家族支援の取り組みなどの新しい施策が始まりました。そして矯正施設と社会との懸け橋となって出所者の社会復帰を支援する地域生活定着支援センター（各都道府県）の活動が始まりました。

「薬物使用による犯罪からの更生」から「治療による回復」へ、さらに社会復帰へとつなぐために、関係諸機関と関係者の連携が必要とされます。

絶望のとき、至福の時

J・K（母親）

私の長男は一〇代後半からシンナーを使い、高校を中退し、その後、田舎の高校に転入させていただいた。内観療法を受けてもシンナーはやめられず、先生や親せきに大変迷惑をかけ、心苦しくて長男を殺して私も死にたいと思った。「子育ては母親の責任」と父や夫に責められ、それに抵抗を感じながらも、やはり私の責任かもしれないと心は揺れた。

長男が大学生のとき、シンナーを使って捕まり、夫が警察署にもらい受けに行った。長男のかばんの中にボンドを見つけ、私は激怒して「一度に一生分を使ってしまえ」などと叫び、そんな私を夫が叱るという繰り返しで、絶望的だった。そのころ、長男が口うるさく言う私を押し、階段から転げ落ちて鎖骨骨折をした。私はそんな苦痛から逃れたくて趣味を持ち、一〇年ぶりに仕事にも復帰した。

長男は大学を一年留年後退学。私は、毎日毎日、彼に就職を促したが、いつも「そのうちにな」と言いぬけてばかりだった。夜中に車を乗り回して、日中は自室に閉じこもる長男にほとほと手を焼き、車庫に鍵をかけて車に乗れないようにした。長男を部屋から引っ張り出して家から出し、就職して自活させるように夫に協力を頼んだが応じてもらえなかった。

私たちの留守中に骨董《こっとう》品を売りとばし、空の箱だけが残されていたこともあった。貯金通帳、金、印鑑を隠しまわった。

長男が働ける健康体になってほしいと健康診断を受けさせた。異常なしと言われそこで紹介状をもらい、はじめて精神病院に入院した。その時は、長男の好物を持ってたびたび見舞い、今度こそ薬をやめさせねばと、私は思っていた。

その後長男はリハビリ施設に入った。そこで長男を抱え込まず、一人暮らしで自活させること、治療費以外のお金は与えないことを教えられ、夫の反対を押し切って実行した。当時関西にはナラノンがなかったのでアルコール依存症の家族の自助グループであるアラノンに行き始めた。

棚卸し…性格上の欠点やしたことを書き出し、自分の誤りの本質を認めること。これらの除去を自分を超える力にゆだね、傷つけた人たちに埋めあわせをする。

長男は住み込みで働いたが、やがて薬物使用で逮捕された。私は「原因は薬物（咳どめ）だ」と正直に話した。長男への面会のたびに、「一人では薬はやめられない。仲間とともにやめていくことだ」と言い、リハビリ施設への入所を勧めた。出所後、駅前の旅館で一泊させ、翌朝、長男を施設に連れて行った。その時入寮させていただいて命を救われたと今も感謝している。施設につながってからも薬の再使用、違反がたびたびあり、服役することになった。私もサラ金の支払いなど尻拭いをしてしまった。親の私たちは長男の身元引き受けを断り、リハビリ施設の施設長にお願いした。拘束中に無免許になった長男が車の免許を取らせてほしいと言ったとき、「自分自身でとれるまで、自分の足を使えばよい」と応じなかった。

平成六（一九九四）年には、大阪にナラノンができて、私は仲間と分かち合い、棚卸し*注を始めた。施設で少しクリーン（薬物を使用しないこと）が続いた長男は電話で、過去の覚醒剤の使用などを正直に長時間話してくれた。私は黙って聞き、初めて長男が信じられ「もう何も言うことはない」と心底から思えた。そしてやっと親子の絆が取り戻せたと思った。

その後長男は施設長の指示で我が家に帰った。夫は単身赴任中だったので、三年間、長男と私は同居した。その間、長男の薬物の再使用は繰り返され、そのたびに私は動揺した。同居するにあたり、家では薬を使わないこと、使ったら通報しても恨まないこと、車に乗らないこと、以上の三つの約束をしたが、車に乗らなかったというだけであった。

長男が我が家のすぐ隣の児童施設でアルバイトをしたとき、職場を欠勤することに私はいっさい関わらなかった。膨大な借金の返済にも親はまったく関わらなかった。やっと、全てを受け入れながら、親と子どもの問題をはっきり区別して考えられるようになった。借金がかさみ、親との同居のメリットがまったくない生活に見切りをつけて、長男は生きる場所を求めて旅立っていった。

長男はあるときメールで薬物の再使用の告白を送信してきた。私は「人は誰でもよく失敗してこけるもの、私も失敗ばかりしている。いつからでもやり直せるのだから、ゆっくりやろう」と返した。新しい場所で施設を始める準備をしていた矢先の再使用であった。「神は本物の厳しい愛を与えられ、必要なものを必要な時に与えられるのだ」と長男は言っていた。

その年の夏、家に帰り一週間ほどすごした。「無料でゆっくりできる家は、ありがたい」と、壊れたクーラーに不服を言わない長男に驚いた。

また、以前長男が使用したトイレが壊れたままになっていたのを、来客もあるので、修理業者に便座を取り外してもらった。中には注射器、注射針が数十本も詰まっていた。その話を聞き、夫は「さぞ、恥ずかしかっただろう」と言ってくれたが、私の心は至極穏やかで胸も波立たなかった。

長男からは薬物依存回復のプログラムについてたくさんのことを教えられた。そのことからプログラムとしてのサービスの必要性を痛感し、ナラノンからのメッセージを薬物問題をもつ家族に伝える活動を仲間とともに取り組んでいる。まことにうれしいかぎりである。

長男がステップアップしながら、日々元気に過ごしていることを、私は奇跡ではないかとさえ思うほどである。「親が生んでよかったと思える息子になりたい」と言い、毎年その年の記念日を忘れず、優しい言葉やプレゼントを贈ってくれる長男である。

これほどの至福が現実に来るとは想像もできなかった。神にどれほど感謝してもしきれない思いでいっぱいである。自分自身の回復と同時に、まだ苦しんでいる人たちに手を差し伸べていく長男、そして私も、自分たちに与えられたものを、より多くの人びとに、より広く伝え続けていけますように願っている。

朝夕、祈る

まり（母親）

憎み合う親と子

長い、長い、依存症の長男との生活でした。仕事をもち、子どもが三人おり、家事はいっさい手伝ってはくれない夫との家庭生活でした。

そんななかで、学校や警察から呼び出され、そのたびに、長男を叱っていました。言い出したらきかないし、やりだしたらとまらないし、叱れば家を飛び出し何日も帰ってこないというのが、小学校、中学校時代の長男でした。一六歳ごろからは好き勝手な生活をし、そのうちシンナーを始めました。

夫は、幾度も、警察に謝りに行くうちに酒の量が増え肝臓が悪くなり、亡くなりました。その時も、娘が鑑別所に長男を迎えに行き、父の病室に連れてきましたが、「これで、シンナーが吸える」と喜んでいたそうです。

クロス屋や水道屋に働きに行きましたが、一カ月ぐらいたって、周りの人から「すごいなー、よく働くなー」と言われたらもう終わりです。シンナーを吸い次の日から仕事に行けないのです。私は、長男の気持ちなどまったく理解できずに、よく責めていました。私もしんどくなると、「もう、どうでもいいやー」と開き直ったり、「こんな長男、いなければよいのに」と思っていました。

そのころから、リストカットなどの長男の自傷行為が激しくなりました。会話もなく、憎みあい、だんだんひどい関係になり、泥沼の親子関係でした。

長男が矯正施設に入っているとき、私は定年を迎え、助けてほしいという思いだけで保健所に行き、初めて、自助グループであるナラノンにつながりました。

私の口から出る怒りの言葉を、仲間は、何も言わずに聴いてくれました。それだけではもの足りなくて、専門職の支援を受けに通いました。そこでも、私は怒りまくっていました。「家族も病気です」と言われても、「こんなに心配してきた私が、なぜ病気なのか？　心配したらだめなのか？」と不満でいっぱいでした。

長男のしたことを後始末するために、次々と金を出していました。それは、社会で生きていくために、親がすべきことだと考えていました。長男が、タクシーの着払いで帰宅すれば支払い、自傷行為で救急車を呼べば病院に付き添い、長男を助けずにおれませんでした。そんなとき、ある先生に「ガラスを割っても片づけてはいけない」と言われました。「そんなこと無理ですよ……、家族が住んでいる家ですから」とこたえました。でも、勉強を続けて一年後、長男が暴れて割ったガラスを片付けずにおきました。翌日、長男が片付けて掃除機をかけていました。着払いのタクシー代も支払わないと伝え、実行したら、タクシーに乗らなくなりました。どれも、息子にはできないと思っていたことです。お金も「出さないと暴れまわる」とおびえ、言われるままに出してきていたのです。

私を許す

ナラノンに通い続け、勉強し、自分の思いを正直にくりかえし話しました。一年ほどたったとき、「長男を理解することもなく、文句ばかり言ってきた。シンナーに走らせていたのも、私かもしれない」と気づいたとき、涙がこぼれました。泣きながら話す私の気づきを仲間は黙って聞いてくれました。「愚かで、間違いだらけの私だった。でも、それしかできなかったのだから……」と思いました。「こんな私でも許してもらえる」と自分を受け入れることができ、楽になりました。

愛を分かち合う

ナラノンに通い続け、夜は、長男とミーティングをしました。「哀しい、苦しい、しんどい」と本心を話し合いましたが、シンナーはやめられませんでした。ナラノンの仲間と外国に行った私の留守中に、長男は警察に補導されました。「精神病院ではシンナーはやめられないので、長期に矯正施設に入れてほしい」と自分で頼み、余罪を自白したそうです。今、長男は矯正施設に入所中です。

「自分は正しい、私と考えの違う人は、間違っている」と思っていた自我の強い自分に気がつきました。いろいろな人に助けてもらい、そのなかに愛がいっぱいあることに気づいて、とてもうれしい毎日です。いろいろな人と愛を分かち合うことが私の生きる目的です。長男のことは長男が考えればよいのだと本心から思えるようになりました。長男のことはあまり心配していません。「導いてやってください」と、朝夕祈っています。

今、私は平安に暮らせていることに感謝しています。こんなふうに物事が変化し、そして私の心が変わったことにより、人間は変われるものだと実感しています。自助グループにつながらず、勉強会なども知らずに過ごしていたら、こんな平安はきっと来なかっただろうと思っています。

家族が変われば、本人も変わる

Ｔ・Ｆ（母親）

私が生まれ育った地域は、封建的で閉鎖的なところでした。自由な行動や強い自己主張は受け入れられず、また、家族の誰かが反社会的な行動をすると一家全員に地域の白い目が向けられました。どんなことでも家族が協力して、外に漏れないように気遣うことで平安な暮らしが保証されると信じていました。「そんなことしたら世間に顔向けできん」というのが両親の口癖で、子どもへのしつけでした。

目立たず、まじめに生きてきた私も縁あって結婚しました。が、夫の酒癖の悪さは、理解できませんでした。年に数回、夜中に大声で歌い、戸をたたき、寝ている子どもを起こすのです。気に入らないと物を投げることもありました。酒を飲んでいないときは、子どもたちを可愛がり、まじめに働く夫です。私は許せず、皮肉や抑えきれない怒りで夫を傷つけてきました。依存症の勉強をするうちに、そうした私の態度が、夫をエスカレートさせていたのに気づきました。そして、それと同じことを、今年三六歳になる薬物依存症の長男にもしてきたことに気がつきました。

「私の言うことがなぜわからないの」と、覚醒剤で正気を失い四回も警察に逮捕された長男を恨み、「あんたは一体何のために生まれてきたの」と、むごい言葉を投げつけたこともありました。

長男は、小学校から中学校二年ごろまではクラスの人気者で、運動の得意な、先生からも信頼される子どもでした。六歳下の弟を可愛がり、よく面倒を見てくれました。しかし、気持ちの優しさが弱気に見え、「男のくせにもっとしっかりしろ」と父親に言われ、よく泣いていました。中学三年生ごろから生活態度や交友に変化が現れ、親の意見を無視し、髪を金髪に染め、だぶだぶの学生ズボンで

家族の手記

家族が変われば、本人も変わる
T・F（母親）

登校するようになりました。長男はやっと入学した高校も一年で退学し、それから坂道を転げ落ちるように非行に走りました。深夜徘徊《はいかい》、シンナー、バイクでの暴走、カツアゲなど次々に事件を起こしました。

近所の冷たい視線に親としての面目は丸つぶれでした。長男がこうなったのは夫の責任で、きちんとやってきた私の責任ではないと思っていました。長男が悩んで苦しんでいるなどとは考えもつかないことでした。昼夜逆転の生活で、転々と職を変え、感心しない友達とばかり付き合う長男をどうしてよいかわからず、私は何度も、死ぬことを考えました。

二四歳のとき、覚醒剤で初めて逮捕されました。「もうこの子には将来がない。みんなに迷惑をかけ続けるぐらいなら、一日でも早く死んでくれますように」と祈り、今の苦しみをどのような形でも終わりにしたいと考えました。

長男は「薬をやめる」と言いながらやめられず、交通事故を起こし、サラ金に借金し、仕事も続かず、二度目の逮捕になりました。このたびも実刑は免れました。

ダルクに電話で相談し、「治りません。回復するだけです。お母さんも病気です。勉強してください」と言われましたが、私が勉強してどうなるのか半信半疑でした。私は、何とか助けてほしいと思い、病院へも相談に行き、講座やセミナーを受け、ダルクの家族会に通い、ナラノンにも参加しました。知れば知るほど薬物依存症の怖さがわかり、想像以上の絶望感に襲われて、何も考えられない状態で、家から出られなくなりました。その時、夫が初めて長男に関わってくれました。

長男は薬物をやめたいと言ってダルクに入寮しましたが、やめられず、何度もダルクを出入りし、とうとう退寮しました。このころ私たち両親は、長男なりに精いっぱい生きてきたのだと思うようになりました。

三度目の逮捕で長男は実刑になりました。その時、長男の妻は二人目の子どもを妊娠中でした。「離婚したほうが、回復は早く進む」という助言を聞いて私が変わりました。新たに薬物依存症の家族支援プログラムに参加し始め、ここで薬物依存症という病気の勉強をし、自分自身を見つめることを教えられました。優しく受け入れてもらうことで通い続けることができ、私も夫や長男を優しい気持ちで受け入れようと思い始めました。ナラノンにも時間の許すかぎり参加しました。母への気持ち、夫への恨み、世間の人たちへの反目などを話しました。これまで、努力すれば解決すると思いこんでいましたが、思いどおりにならないこともあることを受け入れ、自分を責めない生き方ができるようになり、楽になりました。

現在、長男は二度目の服役中です。私たち両親は以前とは異なる対応ができ、長男も今回の服役をチャンスにしたいと考えるところまで変化しています。長男は手紙で「家族みんなで仲良くしたい」と書いてきました。今までわだかまっていたお互いの気持ちが解け、長男の手紙を喜んで読める両親になれて、感謝です。「家族が変われば、本人が変わる」を実感しています。長男や、その帰りを待ってくれている長男の妻と二人の孫を支援しながら、生きていきたいと思います。

長い格闘の末の、新しい親子関係

K（父親）

三四歳になる依存症の長男と私たち夫婦が愛知県から大阪に引っ越して二年

経過しました。心機一転、家族をやり直そうと大阪に来たのですが、どうにか親子三人が一緒に生活できたのは八カ月間で、その後は別居し、現在、長男は生活保護を受けながら一人で生活をしております。私たちが住所を明かしませんので、電話で話すか、ときどき長男に会いに行くだけの変則的な親子関係が続いております。

長男が、缶ビールを飲んで学校に行ったり休んだりし始めたのは、高校二年のころでした。両親は何事が起きたのかわからず、あちこちの病院でカウンセリングを受けましたが効果はなく、ほとんど登校できない状態で高校を卒業しました。

アルコールの量が増え、酔うと、「親が悪い。医者が悪い。世の中が悪い」と他人を責め、やがて家庭内暴力に発展しました。ついに二五歳のとき、急性アルコール中毒の診断を受け専門病院に入院しました。三カ月の入院予定でしたが、長男の言うままに、医者の反対を押し切って一カ月半で退院させました。長男はＡＡに通い、両親はアラノンや断酒会に通いましたが、退院後約一年でＡＡに行かなくなりました。実はアルコールが薬物（処方薬）とギャンブルにシフトしたのです。

本人は「境界性人格障害」と診断されていましたが、具体的なアドバイスもなく、ただ薬をもらうために通院しているような状態でした。長男は体力的にも精神的にもどんどん悪くなり、そのうえ、二カ所、三カ所の病院から処方薬をもらい、それを飲みながらギャンブルをやり続け、金がなくなると、暴言・暴力で親に金を出させ、親が出さないとわかれば親戚からも借金をしようとするのです。もちろんそのころは幾つかのサラ金からも金を借りていました。

長男の状態は坂道をころげ落ちるように悪くなり、同時に家族も社会からどんどん孤立していきました。助かる方法は、「長男を病院か留置所に入れるしかない」と考え、保健所や警察にも相談に行きましたが、なす術《すべ》がありませんでした。

長男の暴力から逃げて家を出ているときに、警察から、「息子さんが、朦朧《もうろう》とした状態で警察に保護を求めて来ているので、引き取りに来てほしい」と連絡がありました。急いで警察に行くと、「叔父が金を貸してくれずに説教をするので、殺してやろうと包丁を持って家を出たが、途中で自分の狂気が怖くなった。警察ならとめてくれると考え、保護してもらった」と長男は言うのです。

長男は「自殺する」「他人に暴力を振るう」と言えば、両親が反応することを知っているのです。この時、暴力を恐れて、逃げ隠れするのは限界だと思いました。家族が破滅するから、生活そのものを変えるために大阪に移住しようと考えたのです。

それから一〇日ほどの間に、親子三人は大阪に転居しました。大阪に転居することを長男に「今までのような生活をしているとお前は廃人になってしまう。もう一度、親子でやり直してみたい。両親は、ここでは経済的に成り立たない。大阪に行ってやり直したいので、一緒に大阪に連れて行く」と説明しました。

大阪に来てギャンブルに行かなかったのは数日間だけで、すぐに以前のようなギャンブルの生活にもどりました。ギャンブルで負けると、時間かまわず、「親が悪い。環境が悪すぎる。居場所がない。街は人が多いので嫌だ。田舎で生活したい」などと言いがかりをつけ、二時間でも三時間でも金を出すまで責め続けるのです。三人暮らしは八カ月で破綻しました。そして、長男一人を部屋に残して、私たちは「避難」すなわち「逃避」しました。

家族の手記

長い格闘の末の、新しい親子関係
K（父親）

別居してすぐに、私たちは薬物依存症の家族支援プログラムにつながりました。依存症という病気とその対応について学びました。長男の状態が「薬物依存症本人に現れる共通の現象である」と学んだときは、目からうろこが落ちる思いがしました。薬物依存症の長男を持つ家族という切り口で対応すれば、私たちは救われるのではないかとわかったとき、気持ちが非常に楽になりました。

「長男が薬をやめるのも、ギャンブルをやめるのも、自助グループにつながるのも、すべて親としては見守ることしかできない。親は自分自身に目を向け、自分を大切にすること。それが他人を大切にすることにつながる」という方向性が理解できると、精神的に落ち着きました。そしてその落ち着きが、長男の自立の支援になると信じられるようになりました。

長男が、大阪でひとり暮らしを始めて一五カ月が経過しました。初めのころは親子の電話のやり取りが延々と何時間にもなり、「住所を教えろ」とか「今から会いに来い」などと脅迫まがいの電話が多く、その対応に苦慮しました。しかし最近は、長男も諦めたのか、電話の回数と時間も減り、会話のなかの脅迫的な言葉がやわらかくなってきました。

「親の勝手で、突然、大阪に捨てられた」と言い続けていた長男ですが、長男なりにうまく対処できるようになってきたのだと思います。最近は、「親に捨てられたので、生まれて初めて生きるために必死になった」と言ってくれることもあります。しかし、今なお、親を恨んでいることは明らかです。まだ依存症の自助グループにはつながりませんが、自分で見つけたキリスト教会に通うようになっています。徐々に、間違いなく良い方向に成長していると信じています。

大阪に転居すると決意したとき、そして大阪で長男を一人にしたときは、どうしたら良いのかがわからないままに行動していましたが、今、冷静になって振り返って見れば、私たち家族にとって一番良い選択をしていたと思えます。そして、外に向かって援助を求めたからこそ、多くの人びとのサポートを受けることができ、今の平安が得られたものと確信しています。

薬物依存症の家族支援グループや家族の自助グループを通じて、これからも依存症問題をもつ家族の人たちと支えあって、家族の回復のために今日一日を大切に生きていきたいと思っています。

支援団体一覧

NA（ナルコティクス アノニマス、薬物によって問題をかかえた仲間同士の集まり）
公式サイト http://najapan.org/
携帯サイト http://m.najapan.org/

ナラノン ナショナル サービス オフィス（薬物依存症者の家族や友人の自助グループ）
171-0021 東京都豊島区西池袋 2-1-2 島幸目白ピソ 2-C
Tel/Fax 03-5951-3571 電話は 10 ～ 16 時、土日・祝祭日は休み

マック（アルコール・薬物・ギャンブル依存症者の回復、社会復帰のための施設）
全国マック協議会 事務局
114-0023 東京都北区滝野川 6-76-9 エスポワールオチアイ 1F
Tel 03-3916-7878

札幌マック
003-0002 札幌市白石区東札幌２条５丁目 1-21
Tel 011-841-7055 Fax 011-813-2043

秋田マック
010-0042 秋田市桜三丁目 14-10
Tel/Fax 018-874-7021

さいたまマック
337-0032 さいたま市見沼区東新井 710-33 鎌倉ハイツ 1F
Tel/Fax 048-685-7733

みのわマック
114-0023 東京都北区滝野川 7-35-2
Tel 03-5974-5091 Fax 03-5974-5093

山谷マック
111-0031 東京都台東区千束 3-11-2
Tel/Fax 03-3871-3505

ワン・ステップ
116-0014 東京都荒川区東日暮里 1-10-4
Tel 03-6458-3232 Fax 03-33891-4336

立川マック
190-0022 東京都立川市錦町 2-6-20 円理ビル 202
Tel 042-521-4976 Fax 042-595-6903

横浜マック
241-0023 横浜市旭区本宿町 91-6
Tel 045-366-2650 Fax 045-366-2651

寿アルク
231-0025 横浜市中区松影町 3-11-2 三和ビル 2F
Tel 045-641-7344 Fax 045-641-7352

川崎マック
210-0812 川崎市川崎区東門前 2-2-10
Tel 044-266-6708 Fax 044-287-2516

新潟マック
940-1151 新潟県長岡市三和 1-5-19
Tel 0258-32-9291 Fax 0258-89-5051

名古屋マック
462-0847 名古屋市北区金城 1-1-57
Tel/Fax 052-912-5508

京都マック
600-8363 京都市下京区大宮通七条上ル大宮 3-18 かつらぎ平安ガスセンタービル 3F
Tel 075-741-7125 Fax 075-741-7126

大阪マック
556-0006 大阪市浪速区日本橋東 1-3-5
Tel 06-6648-1717 Fax 06-6648-1300

広島マック
732-0817 広島市南区比治山町 1-12
Tel/Fax 082-262-6689

北九州マック
803-0814 北九州市小倉北区大手町 6-27 管工事協同組合ビル 3F
Tel 093-967-7691 Fax 093-967-7692

ジャパンマック福岡
812-0017 福岡市博多区美野島 1-24-47
Tel 092-292-0182 Fax 092-292-0183

ダルク（薬物依存症の回復、社会復帰のための施設）

北海道ダルク
060-0031 札幌市中央区北 1 条東 6 丁目 10
Tel 011-221-0919 Fax 011-221-0920

青森ダルク
038-0031 青森市三内沢出 385-13
Tel 017-752-9752 Fax 017-752-9757

仙台ダルク
980-0011 仙台市青葉区上杉 2-1-26
Tel 022-261-5341 Fax 022-261-5340

秋田ダルク
019-2441 秋田県大仙市協和小種字下鏡台 217
Tel 018-889-5060 Fax 018-889-5061

鶴岡ダルク
999-7544 山形県鶴岡市中山字瓜沢 60-4
Tel/Fax 0235-35-3720

磐梯ダルク リカバリー・ハウス
966-0402 福島県耶麻郡北塩原村大塩 4459-1
Tel 0241-33-2111 Fax 0241-33-2323
966-8779 福島県喜多方郵便局私書箱 21 号（郵便物）

茨城ダルク 今日一日ハウス
307-0021 茨城県結城市大字上山川 6847
Tel 0296-35-1151 Fax 0296-35-2448

鹿島ダルク
314-0143 茨城県神栖市神栖 1-6-26
Tel 0299-93-2486 Fax 0299-93-5508

栃木ダルク 宇都宮アウトペーシェント
320-0014 栃木県宇都宮市大曽 2-2-14 形松ビル 3F
Tel 028-650-5582 Fax 028-650-5597

群馬ダルク
370-0002 群馬県高崎市日高町 144
Tel/Fax 027-363-3308

埼玉ダルク
330-0061 さいたま市浦和区常盤 6-4-12
Tel 048-823-3460 Fax 048-823-3461

千葉ダルク
260-0841 千葉市中央区白旗 3-16-7
Tel 043-209-5564 Fax 043-209-5565

市原ダルク
290-0233 千葉県市原市金沢 451-5
Tel/Fax 0436-92-0616

館山ダルク
295-0011 千葉県南房総市千倉町北朝夷 775-2
Tel/Fax 0470-44-1117
平日 10 〜 16 時の連絡は館山病院内デイケアへ
Tel/Fax 0470-23-5210

日本ダルク本部
116-0002 東京都荒川区荒川 3-33-2
Tel 03-3891-9958 Fax 03-3891-9959

東京ダルク
116-0014 東京都荒川区東日暮里 3-10-6
Tel 03-3807-9978 Fax 03-3803-0509

横浜ダルク・デイケア・センター
232-0017 横浜市南区宿町 2-44 宮前ビル 1F
Tel 045-731-8666 Fax 045-743-4029

川崎ダルク
211-0044 神奈川県川崎市中原区新城 4-1-1 新城 NH ビル 2F
Tel 044-798-7608 Fax 044-798-7610

富山ダルク
931-8371 富山市岩瀬古志町 19-1
Tel 076-407-5777 Fax 076-407-5778

山梨ダルク本部
400-0851 山梨県甲府市住吉 2-4-34-5
Tel 055-242-7705 Fax 055-242-7706

富士五湖ダルク
403-0011 山梨県富士吉田市新倉 917-1
Tel 0555-72-8652 Fax 0555-72-8654

長野ダルク
386-0155 長野県上田市蒼久保 1522-1
Tel 0268-36-1525 Fax 0268-36-1526

岐阜ダルク
500-8175 岐阜市長住町 7-3
Tel/Fax 058-251-6922

静岡ダルク
419-0111 静岡県田方郡函南町畑毛 205-5
Tel 055-978-7750 Fax 055-957-3515

スルガダルク
422-8058 静岡市駿河区中原 808-2
Tel/Fax 054-283-1925

名古屋ダルク
462-0834 名古屋市北区長田町 4-67
Tel/Fax 052-915-7284

三河ダルク
440-0871 愛知県豊橋市新吉町 73 先大手ビルE棟 104 号
Tel/Fax 0532-52-8596

三重ダルク
514-0004 三重県津市栄町 3-130
Tel/Fax 059-222-7510

びわこダルク
520-0813 滋賀県大津市丸の内町 8-9
Tel 077-521-2944 Fax 077-521-2977

京都ダルク
612-0029 京都市伏見区深草西浦町 6-1-2 サンリッチ西浦 1F
Tel/Fax 075-645-7105

大阪ダルク
533-0021 大阪市東淀川区下新庄 4-21 A-103
Tel 06-6323-8910 Fax 06-6323-8910

和歌山ダルク
641-0056 和歌山市秋葉町 5-6
Tel/Fax 073-499-5353

鳥取ダルク
681-0001 鳥取県岩美郡岩美町牧谷 645-4
Tel/Fax 0857-72-1151

岡山ダルク
701-4244 岡山県瀬戸内市邑久町福中 477
Tel 0869-24-7522 Fax 0869-24-7523

広島ダルク
730-0052 広島市中区千田町 1-9-43 広島市社会福祉センター 地下 1F
Tel/Fax 082-258-1256

香川ダルク
761-0113 香川県高松市屋島西町 675-8
Tel/Fax 050-1581-3146

高知ダルク
780-0311 高知市春野町芳原 615-1
Tel/Fax 088-837-9070

九州ダルク
812-0017 福岡市博多区美野島 2-5-31
Tel/Fax 092-471-5140

北九州ダルク・デイケア・センター
802-0064 北九州市小倉北区片野 4-13-30 片野タカケンビル 1F
Tel/Fax 093-923-9240

佐賀ダルク
840-0012 佐賀市北川副町大字光法 1648
Tel/Fax 0952-28-0121

長崎ダルク
852-8105 長崎市目覚町 14-15 浜ビル 2F
Tel/Fax 095-848-3422

熊本ダルク
862-0971 熊本市中央区大江 2-14-14 七條ビル 101 号
Tel/Fax 096-202-4699

大分ダルク
870-0917 大分市高松 2-4-30
Tel/Fax 097-574-5106

宮崎ダルク
880-0027 宮崎市西池 11-36
Tel/Fax 0985-38-5099

鹿児島ダルク
892-0848 鹿児島市平之町 3-2 丸和ビル 1F　101号室
Tel/Fax 099-226-0116

沖縄ダルク リハビリテーション・センター
901-2221 沖縄県宜野湾市伊佐 1-7-19
Tel/Fax 098-893-8406

よりくわしく知りたい方のために

西川京子『依存という病癖の物語 家族が苦悩から新生に向かう支援』アカデミア出版会、2013 年

「ドラッグ問題をどう教えるか」編集委員会編『ドラッグ問題をどう教えるか』解放出版社、2013 年

加藤力『家族を依存症から救う本 薬物・アルコール依存で困っている人へ』河出書房新社、2012 年

ASK（アルコール薬物問題全国市民協会）編『誰にも聞けなかったドラッグの話「薬物依存症」回復者が答える 96 の相談メール』アスクヒューマンケア、2010 年

近藤恒夫『拘置所のタンポポ 薬物依存 再起への道』双葉社、2009 年

斎藤学『依存症と家族』学陽書房、2009 年

東京ダルク『ダルク 日本とアジアの薬物依存症事情』東京ダルク、2005 年

西川京子（本名・藤塚京子）

精神科ソーシャルワーカー。社会学博士。

奈良県生まれ。関西学院大学大学院博士課程後期課程修了。

1973年4月より大阪府豊中保健所精神衛生相談員。1977年7月より藍陵園病院ソーシャルワーカー。1988年9月より新阿武山クリニック精神科ソーシャルワーカー。2000年4月より福井県立大学看護福祉学部社会福祉学科教員。2010年4月より新阿武山クリニック精神科ソーシャルワーカー（非常勤）。

各地の精神保健福祉センター、保護観察所、刑務所、ダルク、NPOフリーダムなどで、アルコール依存、薬物依存、ギャンブル依存などの教室やセミナーなどを担当。2008年より全日本断酒連盟顧問。2011年より大阪府断酒会顧問。

2010年、第62回保健文化賞受賞。

著書　『アルコール依存症患者・家族へのエコロジカル・ソーシャルワーク』（相川書房、2006年）、『薬物問題をもつ家族への援助研究』（相川書房、2011年）、『知っていますか？ ギャンブル依存　一問一答』（解放出版社、2013年）、『依存という病癖の物語 家族が苦悩から新生に向かう支援』（アカデミア出版会、2013年）

共著　『A子と依存症』（晃洋書房、2007年）、『ドラッグ問題をどう教えるか』（解放出版社、2013年）

知っていますか？ 薬物依存症 一問一答

2014年2月25日　第1版 第1刷発行
2015年10月25日　第1版 第2刷発行

著　者　西川京子©
発　行　株式会社 解放出版社
552-0001 大阪市港区波除4-1-37 HRCビル3F
TEL 06-6581-8542　FAX 06-6581-8552
東京営業所　101-0051 千代田区神田神保町2-23 アセンド神保町3F
TEL 03-5213-4771　FAX 03-3230-1600
振替 00900-4-75417
ホームページ http://kaihou-s.com
装幀　森本良成
本文イラスト　伊東直子
本文レイアウト　伊原秀夫
印刷・製本　モリモト印刷株式会社

ISBN978-4-7592-8283-2 C0011 NDC140 127P 21cm
定価はカバーに表示しております。落丁・乱丁はおとりかえします。